*Série*

FORMAÇÃO PROFISSIONAL E
AVALIAÇÃO DE SAÚDE

Volume 2

*Avaliação de Desempenho
das Intervenções de Saúde*

*Série*

# FORMAÇÃO PROFISSIONAL E AVALIAÇÃO DE SAÚDE

Volume 2

*Avaliação de Desempenho das Intervenções de Saúde*

**Organizadores**
Isabella Samico
Eronildo Felisberto
Juliana Martins Barbosa da Silva Costa
Zulmira Hartz

Medbook

**FORMAÇÃO PROFISSIONAL E AVALIAÇÃO DE SAÚDE**
Volume 2 – Avaliação de Desempenho das Intervenções de Saúde
Direitos exclusivos para a língua portuguesa
Copyright © 2022 by MEDBOOK Editora Científica Ltda.

*Nota da editora*: Apesar de terem envidado esforço máximo para localizar os detentores dos direitos autorais de qualquer material utilizado, os organizadores e a editora estão dispostos a acertos posteriores caso, inadvertidamente, a identificação de algum deles tenha sido omitida.

**Editoração Eletrônica:** Elza Ramos
**Capa:** Adielson Anselme

Reservados todos os direitos. É proibida a duplicação ou reprodução deste volume, no todo ou em parte, sob quaisquer formas ou por quaisquer meios (eletrônico, mecânico, gravação, fotocópia, distribuição na Web ou outros), sem permissão expressa da Editora.

**CIP-BRASIL. CATALOGAÇÃO NA PUBLICAÇÃO**
**SINDICATO NACIONAL DOS EDITORES DE LIVROS, RJ**

---

A963
2. ed.

Formação profissional e avaliação em saúde : avaliação de desempenho das intervenções de saúde, volume 2 / organizadores Isabella Samico ... [et al.]. - 2. ed. - Rio de Janeiro : Medbook, 2022.
   184 p. ; 23 cm. (Formação profissional e avaliação em saúde ; 2)

   Apêndice
   Inclui bibliografia
   ISBN 9788583690917

   1. Médicos - Formação. 2. Medicina - Prática. 3. Saúde pública - Brasil - Avaliação. I. Samico, Isabella.

| 22-76308 | CDD: 362.10981 |
|---|---|
|  | CDU: 614(81) |

---

Meri Gleice Rodrigues de Souza - Bibliotecária - CRB-7/6439
21/02/2022 23/02/2022

## Medbook
**Editora Científica Ltda.**
Avenida Treze de Maio 41, sala 804 – CEP 20031-007 – Centro – Rio de Janeiro – RJ
Telefone: (21) 2502-4438 – www.medbookeditora.com.br – instagram: @medbookoficial
contato@medbookeditora.com.br – vendasrj@medbookeditora.com.br

# COLABORADORES

### Ana Claudia Figueiró
Nutricionista com Doutorado em Saúde Pública pelo Instituto Aggeu Magalhães (IAM/Fiocruz). Docente e Pesquisadora em Saúde Pública do Departamento de Saúde Coletiva do Instituto Aggeu Magalhães (NESC/IAM/Fiocruz).

### Ana Luiza d´Ávila Viana
Economista com Doutorado em Economia pelo Instituto de Economia da Universidade de Campinas (Unicamp). Professora aposentada do Departamento de Medicina Preventiva da Faculdade de Medicina da Universidade de São Paulo (FM/USP).

### Danyella Kessea Travassos Torres de Paiva
Enfermeira com Mestrado em Avaliação em Saúde pelo Instituto de Medicina Integral Prof. Fernando Figueira (IMIP). Coordenadora de Qualidade e Núcleo de Segurança do Paciente do Instituto Diva Alves do Brasil (IDAB).

### Dolores Maria Franco de Abreu
Médica Veterinária com Doutorado em Saúde Pública pela Escola Nacional de Saúde Pública Sergio Arouca da Fundação Oswaldo Cruz (ENSP/Fiocruz). Pesquisadora colaboradora da Escola Nacional de Saúde Pública Sergio Arouca da Fundação Oswaldo Cruz (ENSP/Fiocruz). Sanitarista da Secretaria Estadual de Saúde do Rio de Janeiro (SES/RJ).

## Eduarda Ângela Pessoa Cesse

Odontóloga com Doutorado em Ciências da Saúde pelo Instituto Aggeu Magalhães (IAM/Fiocruz). Docente e Pesquisadora em Saúde Pública e Coordenadora do Laboratório de Avaliação, Monitoramento e Vigilância em Saúde do Departamento de Saúde Coletiva do Instituto Aggeu Magalhães (NESC/IAM/Fiocruz). Coordenadora Geral de Educação – Adjunta da Vice-Presidência de Educação, Comunicação e Informação da Fiocruz.

## Eduardo Freese de Carvalho

Médico com Doutorado em Ciências Sociossanitárias pela Universidade Complutense de Madrid. Docente e Pesquisador do Departamento de Saúde Coletiva do Instituto Aggeu Magalhães (NESC/IAM/Fiocruz).

## Egléubia Andrade de Oliveira

Assistente Social com Doutorado em Saúde Pública pela Escola Nacional de Saúde Pública Sergio Arouca da Fundação Oswaldo Cruz (ENSP/Fiocruz). Pesquisadora aposentada do Instituto de Estudos em Saúde Coletiva da Universidade Federal do Rio de Janeiro (IESC/UFRJ). Pesquisadora colaboradora do Laboratório de Avaliação de Situações Endêmicas Regionais da Escola Nacional de Saúde Pública (LASER/DENSP/Fiocruz).

## Elisabeth Moreira dos Santos

Médica com Doutorado em Community Health pela Universidade de Illinois/Urbana e Champaign (UIUC). Pesquisadora colaboradora do Laboratório de Avaliação de Situações Endêmicas Regionais da Escola Nacional de Saúde Pública (LASER/DENSP/Fiocruz). Professora visitante da Universidade de Tulane (Luisiana/EUA).

## Eronildo Felisberto

Médico com Doutorado em Saúde Pública pelo Instituto Aggeu Magalhães (IAM/Fiocruz). Docente e Pesquisador do Grupo de Estudos de Gestão e Avaliação em Saúde e do Programa de Pós-Graduação em Avaliação em Saúde do Instituto de Medicina Integral Prof. Fernando Figueira (IMIP).

## Fabíola Lana Iozzi
Geógrafa com Doutorado em Ciências pela Universidade de São Paulo (USP).

## Gisela Cordeiro Pereira Cardoso
Psicóloga com Doutorado em Saúde Coletiva pelo Instituto de Medicina Social da Universidade do Estado do Rio de Janeiro (IMS/UERJ). Pesquisadora do Departamento de Endemias Samuel Pessoa da Escola Nacional de Saúde Pública Sergio Arouca da Fundação Oswaldo Cruz (DENSP/ENSP/Fiocruz).

## Gisele Pinto de Oliveira
Odontóloga com Doutorado em Saúde Coletiva pelo Instituto de Estudos em Saúde Coletiva da Universidade Federal do Rio de Janeiro (IESC/UFRJ). Analista de Gestão em Saúde da Fiocruz.

## Hudson Pacífico da Silva
Economista com Doutorado em Ciências pela Universidade de São Paulo (USP). Pesquisador do Instituto de Pesquisa em Saúde Pública da Universidade de Montreal, Canadá.

## Isabella Samico
Médica com Doutorado em Saúde Pública pela Escola Nacional de Saúde Pública Sergio Arouca da Fundação Oswaldo Cruz (ENSP/Fiocruz). Docente e Pesquisadora do Grupo de Estudos de Gestão e Avaliação em Saúde e do Programa de Pós-Graduação em Avaliação em Saúde do Instituto de Medicina Integral Prof. Fernando Figueira (IMIP).

## Júlia Rafaelly de Matos Barbosa Jordão
Enfermeira com Mestrado em Avaliação em Saúde pelo Instituto de Medicina Integral Prof. Fernando Figueira (IMIP). Coordenadora do Curso de Enfermagem da Faculdade de Ciências de Timbaúba.

## Juliana Fernandes Kabad

Bacharel em Ciências Sociais com Mestrado em Epidemiologia em Saúde Pública pela Escola Nacional de Saúde Pública Sergio Arouca da Fundação Oswaldo Cruz (ENSP/Fiocruz).

## Juliana Martins Barbosa da Silva Costa

Odontóloga com Doutorado em Saúde Pública pelo Instituto Aggeu Magalhães (IAM/ Fiocruz). Professora do Curso de Medicina do Centro Acadêmico do Agreste da Universidade Federal de Pernambuco (CAA/UFPE). Docente e Pesquisadora do Grupo de Estudos de Gestão e Avaliação em Saúde e do Programa de Pós-Graduação em Avaliação em Saúde do Instituto de Medicina Integral Prof. Fernando Figueira (IMIP).

## Khaled Azevedo Nour Almahnoud

Enfermeiro com Mestrado em Saúde Pública pelo Instituto Aggeu Magalhães (IAM/Fiocruz). Assessor Técnico em Vigilância Epidemiológica de DST/HIV/Aids da Secretaria Executiva de Vigilância em Saúde da Secretaria de Saúde do Estado de Pernambuco (SEVS/SES-PE).

## Louisiana Regadas de Macedo Quinino

Fisioterapeuta com Doutorado em Saúde Pública pelo Instituto Aggeu Magalhães (IAM/Fiocruz). Pesquisadora Adjunta do Departamento de Saúde Coletiva do Instituto Aggeu Magalhães (NESC/IAM/Fiocruz).

## Luísa Gonçalves Dutra de Oliveira

Enfermeira com Doutorado em Saúde Pública pela Escola Nacional de Saúde Pública Sergio Arouca da Fundação Oswaldo Cruz (ENSP/Fiocruz).

## Maria Aparecida dos Santos

Psicóloga com Doutorado em Psicologia pela Universidade Federal Fluminense (UFF). Pesquisadora Assistente do Laboratório de Avaliação de Situações Endêmicas Regionais da Escola Nacional de Saúde Pública Sergio Arouca da Fundação Oswaldo Cruz (LASER/ENSP/Fiocruz).

## Marly Marques da Cruz

Psicóloga com Doutorado em Saúde Pública pela Escola Nacional de Saúde Pública Sergio Arouca da Fundação Oswaldo Cruz (ENSP/Fiocruz). Pesquisadora Titular em Saúde Pública do Laboratório de Avaliação de Situações Endêmicas Regionais do Departamento de Endemias Samuel Pessoa da Escola Nacional de Saúde Pública Sérgio Arouca da Fundação Oswaldo Cruz (LASER/DENSP/ENSP/Fiocruz).

## Monik Silva Duarte

Biomédica com Mestrado em Avaliação em Saúde pelo Instituto de Medicina Integral Prof. Fernando Figueira (IMIP). Coordenadora de Monitoramento e Avaliação da Secretaria Executiva de Vigilância em Saúde da Secretaria de Saúde do Estado de Pernambuco (SEVS/SES-PE).

## Paula Vita Decotelli

Bacharel em Direito com Mestrado em Saúde Pública pela Escola Nacional de Saúde Pública Sergio Arouca da Fundação Oswaldo Cruz (ENSP/Fiocruz). Pesquisadora Assistente do Laboratório de Avaliação de Situações Endêmicas Regionais do Departamento de Endemias Samuel Pessoa da Escola Nacional de Saúde Pública Sérgio Arouca da Fundação Oswaldo Cruz (LASER/DENSP/ENSP/Fiocruz).

## Sonia Natal

Médica com Doutorado em Saúde Coletiva pelo Instituto de Medicina Social da Universidade Estadual do Rio de Janeiro (IMS/UERJ). Professora aposentada da Escola Nacional de Saúde Pública Sérgio Arouca da Fundação Oswaldo Cruz (ENSP/Fiocruz). Professora Visitante do Departamento de Saúde Pública da Universidade Federal de Santa Catarina (DSP/UFSC).

## Zulmira Hartz

Médica com Doutorado em Saúde Pública pela Universidade de Montreal, Canadá. Professora Catedrática do Instituto de Higiene e Medicina Tropical da Universidade Nova de Lisboa (UNL/IHMT). Docente e Pesquisadora do Grupo de Estudos de Gestão e Avaliação em Saúde e do Programa de Pós-Graduação em Avaliação em Saúde do Instituto de Medicina Integral Prof. Fernando Figueira (IMIP) e do Groupe de Recherche Interdisciplinaire en Santé (GRIS)

# APRESENTAÇÃO

O objetivo central desta publicação, *Avaliação de Desempenho das Intervenções de Saúde*, segundo volume da série **Formação Profissional e Avaliação em Saúde,** é apresentar para debate a aplicação prática de uma abordagem avaliativa do desempenho, de característica multidimensional, que propõe a superação das abordagens unidimensionais decorrentes da ontologia positivista ao explorar paradigmas especialmente ancorados na teoria das organizações com vistas a possibilitar a reflexão para o aprendizado e o aprimoramento institucional.

O modelo *Evaluation Globale et Intégrée de la Performance dês Systèmes de Santé* (EGIPSS) possibilita caracterizar os objetos estudados como sistemas organizados de ação, cujo desempenho se manifesta por meio de sua capacidade para cumprir sua missão, adquirir e controlar recursos, produzir serviços de qualidade com produtividade e manter e desenvolver valores comuns, satisfazendo as necessidades dos usuários do sistema de saúde. Ademais, torna possível a análise da capacidade desses sistemas organizados estabelecerem e manterem uma dinâmica equilibrada para a realização dessas quatro funções.

A avaliação do desempenho tem sido uma ferramenta necessária ao exercício da gestão em saúde, e este livro trata de seus aspectos conceituais e metodológicos e de sua aplicação nos estudos relacionados à vigilância em saúde e ao controle de endemias, especialmente no estado de Pernambuco. Em sua primeira parte, sintetiza, a produção acadêmica decorrente da aplicação do Modelo EGIPSS, que embasou dissertações de mestrado do Programa de Pós-Graduação em Avaliação em Saúde do Instituto de Medicina Integral Prof. Fernando Figueira – IMIP. A segunda parte apresenta estudos de avaliação relacionados à incorporação de tecnologias, à implementação de diretrizes clínicas e à produção do conhecimento, destinados ao fortalecimento do Sistema Único de Saúde.

A possibilidade de articular a produção de pós-graduandos e de conceituados pesquisadores e docentes de diferentes instituições representa o compromisso de difundir os resultados de estudos que vêm apoiar o desenvolvimento de estratégias para o aprimoramento do sistema de saúde brasileiro.

**Os organizadores**

# SUMÁRIO

## Parte I
## CONSIDERAÇÕES METODOLÓGICAS E ESTUDOS DE AVALIAÇÃO DE DESEMPENHO

1 Avaliação do Desempenho de Intervenções em Saúde: Aspectos Conceituais e Metodológicos, 3
   *Juliana Martins Barbosa da Silva Costa*
   *Isabella Samico*
   *Eduardo Freese de Carvalho*
   *Eduarda Ângela Pessoa Cesse*

2 Desempenho da Vigilância Epidemiológica em Regional de Saúde no Estado de Pernambuco: Proposta de Modelo de Avaliação, 21
   *Danyella Kessea Travassos Torres de Paiva*
   *Isabella Samico*
   *Eronildo Felisberto*

3 Avaliação do Desempenho da Vigilância Epidemiológica nas Regiões de Saúde em Pernambuco, 37
   *Monik Silva Duarte*
   *Juliana Martins Barbosa da Silva Costa*
   *Eronildo Felisberto*
   *Khaled Azevedo Nour Almahnoud*

4 Avaliação de Desempenho das Ações de Controle da Esquistossomose na Atenção Básica em Município Endêmico da Zona da Mata Pernambucana, 57
   *Júlia Rafaelly de Matos Barbosa Jordão*
   *Louisiana Regadas de Macedo Quinino*
   *Isabella Samico*

5 Avaliação de Desempenho das Ações de Prevenção e Controle
  da Tuberculose na Atenção Primária:
  Desafios Práticos e Conceituais em Contexto, 83
  *Elizabeth Moreira dos Santos*
  *Gisela Cordeiro Pereira Cardoso*
  *Dolores Maria Franco de Abreu*
  *Gisele Pinto de Oliveira*
  *Egléubia Andrade de Oliveira*

**Parte II**
**OUTROS ESTUDOS**

6 Incorporação de Tecnologias em Saúde: Avaliação das
  Iniciativas Adotadas no Sistema Único de Saúde, São Paulo
  (SUS-SP), 111
  *Ana Luiza d'Ávila Viana*
  *Hudson Pacífico da Silva*
  *Fabíola Lana Iozzi*

7 Avaliação dos Usos e Influências de Estratégias de
  Implementaçãode Diretrizes Clínicas no Sistema Único
  de Saúde: Relato de um Estudo de Caso no Brasil, 131
  *Marly Marques da Cruz*
  *Sonia Natal*
  *Luísa Gonçalves Dutra de Oliveira*
  *Paula Vita Decotelli*
  *Zulmira Hartz*

8 Avaliação da Produção de Conhecimento na Pós-Graduação da
  ENSP/Fiocruz no Programa Teias-Escola Manguinhos, 149
  *Ana Claudia Figueiró*
  *Marly Marques da Cruz*
  *Juliana Fernandes Kabad*
  *Maria Aparecida dos Santos*
  *Zulmira Hartz*

Índice Remissivo, 167

# Parte I

# CONSIDERAÇÕES METODOLÓGICAS E ESTUDOS DE AVALIAÇÃO DE DESEMPENHO

# 1 Avaliação do Desempenho de Intervenções em Saúde: Aspectos Conceituais e Metodológicos

Juliana Martins Barbosa da Silva Costa
Isabella Samico
Eduardo Freese de Carvalho
Eduarda Ângela Pessoa Cesse

## INTRODUÇÃO

A preocupação com o desempenho das intervenções em saúde vem crescendo nas últimas décadas. As mudanças organizacionais e a necessidade de qualificação dos processos de gestão das políticas de saúde têm levado muitos países a elaborar sistemas de avaliação de desempenho visando aumentar a responsabilização (imputabilidade), favorecer a prestação de contas e fomentar a melhoria contínua da qualidade[1].

Segundo Hartz e Ferrinho[2], a avaliação de desempenho se configura como a melhor alternativa para a obtenção de informações sobre a efetividade e a eficiência de um sistema de saúde, contribuindo para a racionalização das atividades e das decisões em matéria de eficiência alocativa.

Diversas experiências em avaliação de desempenho estão em curso no âmbito internacional, incluindo desde propostas voltadas a serviços específicos, como a da Organização Mundial da Saúde (OMS), que elaborou um modelo para avaliar o desempenho de unidades hospitalares – o *Performance Assessment Tool for Quality Improvement in Hospitals* (PATH)[3] –, até modelos mais abrangentes com intuito de avaliar os sistemas de serviços de saúde, como o proposto pelo *Groupe de Recherche Interdisciplinaire en Santé* (GRIS) da Universidade de Montreal[1].

No Brasil, o desempenho aparece no artigo 35 da Lei Orgânica da Saúde (8.080/90) como um dos critérios para repasse dos recursos federais a estados e municípios[4], apresentando, nesse contexto, uma conotação de responsabilização e de controle. Contudo, apenas mais recentemente a avaliação de desempenho tem entrado na agenda pública nacional.

No âmbito governamental, diversas iniciativas foram implantadas, como a Avaliação do Desempenho para a Qualificação do Sistema Único de Saúde[5], o Programa Nacional de Melhoria do Acesso e da Qualidade da Atenção Básica (PMAQ-AB)[6] e o Programa de Qualificação das Ações de Vigilância em Saúde (PQA-VS)[7]. Além disso, a regulamentação da Lei 8.080/90 por meio do Decreto 7.508, de 28 de junho de 2011, traz como dispositivo de pactuação interfederativa o Contrato Organizativo da Ação Pública da Saúde (COAP), que apresenta como um de seus componentes os critérios e indicadores de avaliação de desempenho das ações e serviços de saúde[8]. Essas iniciativas, além da responsabilização, têm como objetivo a melhoria contínua da qualidade, superando a perspectiva do controle burocrático.

Ademais, diversos estudos foram realizados com o intuito de avaliar o desempenho de ações e serviços de saúde no país, como o de Silva Júnior[9], que analisou o desempenho do Sistema Nacional de Vigilância em Saúde por meio de um indicador composto, o Indicador Composto de Avaliação da Vigilância em Saúde (Icaves); os trabalhos desenvolvidos por Viacava et al.[10,11], que propuseram um modelo para avaliação do desempenho do sistema de saúde brasileiro (PROADESS); o estudo desenvolvido por Ibañez et al.[12], que avaliaram o desempenho da atenção básica no estado de São Paulo utilizando o *Primary Care Assesment Tool* (PCAToll); o de Battesini[13], que utilizou um modelo multidimensional para avaliar o desempenho do Sistema Nacional de Vigilância Sanitária no âmbito municipal; e o de Costa et al.[14], que avaliaram o desempenho estadual da Vigilância em Saúde.

Cada uma dessas experiências traz em seu bojo concepções distintas do desempenho que necessitam ser explicitadas sob pena de ser estabelecido um julgamento equivocado. Além disso, a polissemia e a abrangência da aplicabilidade desses dois termos em ramos tão diversos, como administração, educação, economia, psicologia, entre outros, tornam imprescindível sua delimitação conceitual para a avaliação de programas, serviços ou sistemas de saúde.

Ante essas inúmeras abordagens, pontos de vista e correntes teóricas, restam alguns questionamentos acerca da avaliação de desempenho: de qual desempenho estamos falando? Qual modelo é o mais adequado? Quais indicadores utilizar? Como realizar o julgamento de valor?

Desde já é possível adiantar que não existe consenso na literatura sobre o modelo mais adequado de avaliação de desempenho. Os diversos modelos refletem pontos de vista legítimos, e sua aplicabilidade vai depender do contexto de cada intervenção. Conhecer os limites e as potencialidades de cada modelo auxilia a escolha, bem como a delimitação do objeto da avaliação, o conceito de desempenho adotado, o público-alvo da avaliação, os valores, interesses, estratégias e prioridades dos principais atores envolvidos, além da viabilidade na execução da avaliação[1].

Neste capítulo serão apresentados aspectos conceituais, de modelagem e usos sobre a avaliação de desempenho, incluindo a descrição do Modelo de Avaliação Global e Integrada do Desempenho dos Sistemas de Saúde (EGIPSS), que serviu de base para a elaboração das pesquisas de avaliação do desempenho explicitadas nos Capítulos 2 a 5.

## DEFINIÇÕES E MODELOS DE AVALIAÇÃO DE DESEMPENHO

Vários campos do conhecimento trabalham com a concepção de desempenho. No setor saúde, sua aplicabilidade é abrangente, envolvendo desde a apreciação do desempenho profissional, com foco no indivíduo, até a avaliação dos sistemas de saúde em sua globalidade.

Além da ampla possibilidade de aplicação, a avaliação do desempenho no setor saúde carreia três atributos que devem ser considerados no planejamento desse tipo de estudo: a transitoriedade do desempenho, a complexidade das práticas de saúde e a necessidade da gestão de paradoxos[1,10,15,16].

O desempenho é considerado transitório por se modificar segundo valores, princípios e concepções sobre o que é saúde; complexo, em virtude de os problemas de saúde envolverem uma determinação vasta com aspectos biológicos, psíquicos e sociais em um ambiente político, jurídico e financeiro bastante plural; e paradoxal, em razão da natureza divergente entre os problemas e as soluções a serem adotadas, como a crescente incorporação tecnológica e o aumento dos custos na saúde[1,10,15,16].

O conceito do desempenho aparece como um dos mais indefinidos na teoria organizacional. Sua definição está estritamente associada a conceitos referentes às organizações, cuja diversidade resulta em uma série de definições e modelos de avaliação do desempenho organizacional que têm seus próprios objetivos, preferências e princípios[16].

Os modelos são representações da realidade e têm sido bastante utilizados na avaliação como uma maneira de delimitação e descrição da intervenção e das opções teóricas adotadas[17,18]. Os modelos trazem em seu bojo os conceitos que nem sempre estão explícitos nas avaliações de desempenho[19]. Diante dessas considerações, serão apresentados os principais modelos teóricos para a avaliação do desempenho organizacional, bem como as definições que os ancoram. Não pretendemos ser exaustivos, mas apresentar aos leitores uma gama de possibilidades que os levem a refletir sobre o escopo e a abrangência da avaliação de desempenho. Muitos dos modelos foram elaborados para avaliar o desempenho de organizações que estão fora do setor saúde ou, quando relacionados ao setor, focam em serviços específicos ou realidades bem distintas, tornando necessárias a adaptação e a adequação a cada realidade.

No início do século XX dominavam os modelos unidimensionais para a avaliação do desempenho. Esses modelos ainda são muito utilizados nos dias atuais e avaliam o desempenho sob o prisma de determinada corrente de pensamento[20], exprimindo, assim, conceitos diversificados sobre o desempenho organizacional (Quadro 1.1). Desse modo, as medidas de desempenho utilizadas irão variar na dependência do objetivo ou "missão" organizacional[1].

Cada um desses modelos coloca em evidência certos aspectos da organização, enquanto outros ficam escondidos ou são ignorados e, por isso, foram bastante criticados. Por exemplo, para o modelo racional ou de alcance de metas o desempenho é entendido como em que medida a organização atingiu suas metas e seus objetivos. Já no modelo dos processos internos uma organização de sucesso é aquela que funciona bem de acordo com padrões estabelecidos, sem tensões excessivas[1,16].

A abordagem fragmentada apresentada pelos modelos unidimensionais não consegue dar conta da complexidade das organizações de saúde[16]. Além disso, teoricamente, nada permite provar que um modelo é melhor do que o outro[21], surgindo a necessidade de elaboração de modelos mais robustos que tentam analisar a organização por diferentes perspectivas, integrando dois os mais modelos unidimensionais, os chamados modelos multidimensionais.

## MODELOS MULTIDIMENSIONAIS DE AVALIAÇÃO DE DESEMPENHO

Os modelos multidimensionais têm sido cada vez mais utilizados para avaliar odesempenhodasorganizaçõesdosetorsaúde. Silva *et al.*[22] apontam que essa tem sido a abordagem mais utilizada atualmente por várias organizações internacionais, a exemplo da Organização para Cooperação e Desenvolvimento Econômico (OCDE), a OMS, o Fundo para a Comunidade das Nações e o Instituto Canadense de Informação sobre a Saúde (ICIS).

Capítulo 1 – Avaliação do Desempenho de Intervenções em Saúde: Aspectos Conceituais e Metodológicos

**Quadro 1.1** Modelos unidimensionais de avaliação de desempenho organizacional segundo objetivo da organização e medida de desempenho

| Modelo | Objetivo da organização | Medida de desempenho |
|---|---|---|
| Racional ou de alcance das metas | A organização existe para cumprir seus objetivos específicos | Medida do alcance dos objetivos organizacionais |
| Processos internos | A organização deve funcionar de acordo com as normas estabelecidas, sem tensões excessivas. Valorizam-se a estabilidade e o controle | Medida dos processos internos de produção |
| Aquisição dos recursos | O sucesso da organização reside na aquisição de recursos, no crescimento e na adaptação | Capacidade de adquirir os recursos necessários para seu bom funcionamento e sobrevivência |
| Relações humanas | Ênfase nas atividades necessárias à manutenção de um clima satisfatório de colaboração na organização e na satisfação das necessidades das pessoas que nela trabalham | Estabilidade, consenso, motivação e ambiente de trabalho |
| Político (*strategic constituencies model*) | As organizações constituem arenas políticas nas quais os atores interagem em função de seus próprios interesses estratégicos | Negociação e compromisso |
| Legitimidade social (*social legitimacy model*) | As organizações são eficientes na medida em que se mantêm e sobrevivem conciliando os processos e os resultados com valores sociais, normas e objetivos | Reputação, prestígio e imagem |
| Zero defeito (*fault-driven model*) | A organização é considerada de alto desempenho se ela não cometer erros ou se não existirem sinais de ineficiência | Identificação dos momentos de mau desempenho |
| Comparativo de desempenho (*comparative, high performance model*) | Compara-se o desempenho de uma organização com outras organizações semelhantes | Depende dos dados disponíveis para as diversas organizações que estão sendo comparadas |
| Normativo do sistema de ação racional | Inspirado nas teorias da ação em sociologia (Weber, Parsons, Simon, entre outros) | Estrutura, processo e resultado |

Fonte: adaptado de Champagne *et al.*[1], Quinn e Rohrbaugh[30] e Sicotte *et al.*[16].

Entre os modelos multidimensionais, de acordo com revisão sistemática realizada por Klassen *et al.*[23], identificou-se o *Balanced Score Card* (BSC) como o modelo multidimensional mais utilizado para avaliar o desempenho de sistemas de saúde, educação e serviços sociais. O BSC objetiva a implantação de um sistema de gerenciamento do desempenho organizacional e, apesar de ter surgido no âmbito do setor privado, tem se mostrado muito útil para avaliação de organizações públicas de saúde[24].

O BSC se propõe a avaliar, medir e aperfeiçoar o desempenho organizacional por meio de um conjunto de medidas balanceadas com aplicação de indicadores financeiros e não financeiros. Essas medidas são agrupadas em quatro dimensões: financeira, consumidores, processo de produção e aprendizado e crescimento (Figura 1.1), as quais devem ser analisadas permanentemente junto com os investimentos em qualificação dos recursos humanos e sistemas de informação que poderão contribuir de maneira substancial na melhoria de todas as atividades realizadas na organização, ligadas por relações de causa-efeito[25].

No BSC, o aprendizado e o crescimento são aspectos-chave. Por meio de investimento contínuo nos funcionários a organização passa a contar com um grande potencial intelectual capaz de promover melhoria da qualidade e inovação[25].

Diferentemente do BSC, que apresenta uma aplicação mais genérica em diversos setores nos âmbitos público e privado, foi proposto um conjunto de modelos para avaliar especificamente os sistemas de serviços de saúde. Entre esses se destacam os modelos propostos por agências internacionais, como a OMS, a OCDE e a Organização Pan-Americana da Saúde (OPAS)[10], e iniciativas de diversos países, com destaque para o governo canadense, que vem se empenhando na institucionalização de um sistema de gerenciamento do desempenho do sistema de saúde[18].

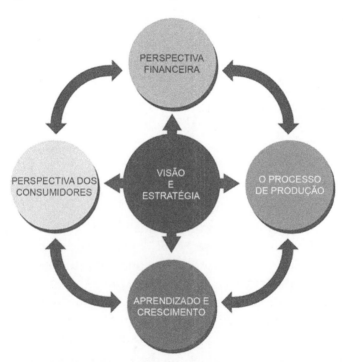

**Figura 1.1** Modelo *Balanced Score Card* (BSC). (Fonte: Kaplan e Norton[25].)

No Brasil se destacam dois modelos que se propõem a avaliar o desempenho do sistema de saúde: o Programa para Avaliação do Desempenho do Sistema de Saúde do Brasil (PROADESS)[10,11] e o Programa de Avaliação para Qualificação do Sistema Único de Saúde[5]. Esses modelos foram elaborados com base no modelo de avaliação do governo canadense que adota como pressuposto a determinação social da doença. Desse modo, os aspectos culturais, sociais, econômicos, demográficos, biológicos e o ambiente físico são determinantes para a produção e reprodução do processo saúde-doença[26].

O PROADESS tem como eixo transversal a equidade e é composto por três dimensões avaliativas: determinantes de saúde, condições de saúde da população e estrutura do sistema de saúde. Cada uma dessas dimensões está articulada de modo a explicar o desempenho do sistema de saúde brasileiro avaliado em termos de acesso, aceitabilidade, respeito ao direito das pessoas, continuidade, adequação, segurança, efetividade e eficiência[10] (Figura 1.2).

O Programa de Avaliação para Qualificação do Sistema Único de Saúde tem como objetivo avaliar o desempenho considerando suas várias esferas de gestão com foco no acesso e na qualidade dos serviços. Utiliza o PROADESS como o modelo de sustentação teórica e propõe um índice composto, denominado Índice de Desempenho do Sistema Único de Saúde (ID-SUS), que agrega informações sobre a adequação da rede de serviços e os resultados dos serviços prestados[5].

Outro grupo de modelos foi desenvolvido com base na Teoria da Ação Social elaborada por Parsons[27,28]. A elaboração desses modelos partiu da visão abrangente do funcionamento das organizações e da necessidade de integração entre os modelos utilizados mais frequentemente para avaliar o desempenho de organizações de saúde.

Segundo Parsons[27,28], o conceito de sistema se refere às estruturas sociais relativamente estáveis dentro de um limite definido de variações. Supõe-se, assim, que a constância no padrão de categorias estruturais tenha alguma significação empírica. Na dinâmica do sistema, a função é um conjunto de atividades destinadas a responder a suas necessidades. São consideradas quatro funções: *adaptação*, que objetiva o estabelecimento de relações entre o sistema e o meio exterior; *perseguição dos objetivos*, que define os fins do sistema e mobiliza energias e recursos para alcançá-los; *integração*, que consiste na dimensão estabilizadora que coordena as partes, sua coerência e solidariedade, protegendo o sistema contra alterações bruscas e perturbações; e *latência*, que corresponde a um tipo de depósito de motivação acumulada e difusora de energia e assegura a fidelidade dos atores às normas e valores que o sistema inspira[27,28].

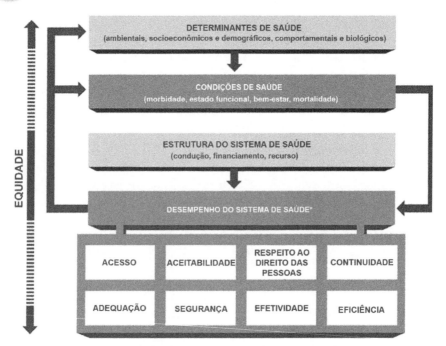

**Figura 1.2** Modelo PROADESS – Programa para Avaliação do Desempenho dos Sistemas de Saúde. (Fonte: Viacava et al.[10])

Outro aspecto importante relacionado a essa construção teórica diz respeito à noção de equilíbrio. Cada função básica do sistema de ação social é independente das demais e é dotada de uma estrutura própria com objetivos específicos. Apesar disso, essas funções se encontram correlacionadas, influenciando-se mutuamente. O sistema de ação social tende ao equilíbrio que se apresenta de forma dinâmica. Qualquer mudança em uma das funções irá influenciar as demais, gerando um novo equilíbrio[27,28].

Assim, o equilíbrio é o estado preferencial do sistema social. Contudo, há de ser considerado que nenhum sistema social está sempre integrado e em equilíbrio, tendendo a comportamentos desviantes. Entender como ocorrem esses desvios e desequilíbrios é fundamental para avaliar o desempenho de organizações de saúde e instituir as mudanças necessárias para a obtenção de um desempenho satisfatório ou adequado[29].

A análise da literatura especializada apresenta quatro modelos unidimensionais dominantes que são utilizados com maior frequência para avaliar o desempenho das organizações: o modelo racional ou de alcance de metas, o modelo das relações humanas, o modelo do sistema aberto e o modelo orientado para os processos internos[1,16,20,21,30]. A descrição desses modelos se encontra no Quadro 1.1.

Assim, alguns estudiosos identificaram a perspectiva de integração entre os modelos de avaliação organizacional e a teoria parsoniana. Como afirmam Sicotte et al.[16] e Gussiet et al.[21], a pertinência do quadro conceitual da Teoria da Ação Social se justifica por sua capacidade de agregar perspectivas distintas de análise organizacional e diversos conceitos e dimensões, tornando visíveis aspectos do desempenho que são normalmente negligenciados.

A partir dessas considerações, serão apresentados dois modelos que tomaram por base a Teoria da Ação Social: o Modelo Espacial de Critérios de Efetividade para Análise Organizacional, elaborado por Quinn e Rorbaugh[30], e o Modelo de Avaliação Global e Integrada do Desempenho dos Sistemas de Saúde, desenvolvido por Sicotte et al.[16] e Champagne et al.[1].

## Modelo Espacial de Critérios de Efetividade para Análise Organizacional

O modelo proposto por Quinn e Rorbaugh[30] é composto por três dimensões com dois eixos cada. São elas: foco (interno/externo), estrutura (estabilidade/flexibilidade) e resultados (meio/fins). A partir dessa classificação e com base nos modelos unidimensionais dos sistemas abertos, das metas racionais, dos processos internos e das relações humanas são elencados critérios para avaliar o desempenho organizacional. Os eixos de cada dimensão competem entre si e integram modelos que também competem entre si no que diz respeito aos meios, fins, princípios de gestão e preferências estruturais. Ao utilizarem modelos múltiplos de mesmo valor, os autores pontuam que não pode haver modelo universal de desempenho organizacional e que o desempenho envolve negociações e gestão de paradoxos (Figura 1.3).

Segundo Sicotte et al.[16], o estudo de Quinn e Rorbaugh[30] foi uma das mais interessantes e convincentes tentativas de integrar a literatura especializada em desempenho, englobando as quatro abordagens citadas anteriormente: o modelo racional orientado por objetivos, o modelo das relações humanas, o modelo do sistema aberto e o modelo de processos internos. Além disso, esses autores destacam que a gestão de paradoxos é uma questão inerente às organizações de saúde e salientam que uma organização com alto nível de desempenho tem de possuir atributos que são simultaneamente contraditórios uma vez que "[...] ao incrementar determinados aspectos do desempenho, o resultado pode ser outros aspectos com pior desempenho".

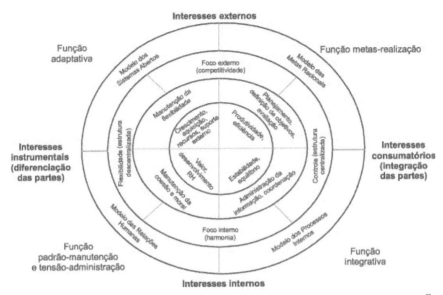

**Figura 1.3** Modelo Espacial de Critérios de Efetividade para Análise Organizacional. (Fonte: Quinn e Rorbaugh[30].)

## Modelo de Avaliação Global e Integrada do Desempenho dos Sistemas de Saúde (EGIPSS)

Com base no modelo de Quinn e Rorbaugh[30] e nos trabalhos de Parsons[27,28], o *Groupe de Recherche Interdisciplinaire en Santé* (GRIS) da Universidade de Montreal elaborou um modelo integrador que também engloba os quatro modelos trabalhados no modelo espacial de Quinn e Rorbaugh[30]. Sicotte *et al.*[16] apresentam os fundamentos do que irá constituir o Modelo de Avaliação Global e Integrada do Desempenho de Sistemas de Saúde (*Évaluation Globale et Integrée de la Performance des Systèmes de Santé* – EGIPSS) apresentado posteriormente por Champagne *et al.*[1].

O modelo apresentado por Champagne *et al.*[1] e Sicotte *et al.*[16] trabalha com as quatro funções do sistema de ação social (adaptação, alcance de objetivos/metas, manutenção da cultura/valores e produção – Quadro 1.2) e as inter-relações entre elas, chamadas de equilíbrios ou alinhamentos. Esses alinhamentos são de seis tipos – estratégico, alocativo, tático, operacional, legitimação e contextual – e vão depender do equilíbrio dinâmico existente entre as funções (Quadro 1.3). Os equilíbrios expressam um estado de movimento contínuo de tensão-equilíbrio de dupla direção que explica o funcionamento do sistema de ação social. Essa é basicamente a estrutura do modelo EGIPSS, como pode ser observado na Figura 1.4.

**Quadro 1.2** Principais características e perguntas avaliativas relacionadas aos alinhamentos segundo as funções do modelo EGIPSS de avaliação de desempenho

| Alinhamento | Funções envolvidas | Características | Perguntas avaliativas |
|---|---|---|---|
| Estratégico | Adaptação ↔ Metas | Compatibilidade entre as finalidades da organização e a capacidade de obtenção de recursos | A aquisição, transformação e distribuição de recursos são suficientes para alcançar os objetivos da organização? Os objetivos da organização são estrategicamente alinhados com o ambiente? |
| Alocativo | Adaptação ↔ Produção | Responsividade do subsistema de produção diante do processo de obtenção de recursos, bem como sua adequação ante as demandas de produção | Os serviços são produzidos e prestados da melhor maneira possível, considerando as condições do ambiente externo? As características referentes ao resultado controlam a organização em termos de adaptação? |
| Tático | Metas ↔ Produção | Capacidade dos mecanismos de gestão de alinhar o subsistema de produção para o alcance das metas, bem como a relevância da escolha das metas diante dos mecanismos de produção existentes | Os resultados de produção são adequados para potencializar o alcance de objetivos? A escolha dos objetivos é adequada aos cuidados prestados? |
| Operacional | Cultura e Valores ↔ Produção | Medida em que a cultura e os valores (ética e valores morais) conseguem mobilizar o subsistema de produção, bem como o impacto da demanda por resultados de produção sobre a cultura e os valores organizacionais | As estruturas organizacionais e os processos de trabalho são coerentes com os princípios organizacionais? As práticas, padrões e normas adotados na produção de serviços promovem a criação de princípios importantes? |
| Legitimação | Cultura e Valores ↔ Metas | Congruência entre as escolhas estratégicas (alcance de metas) e a cultura e os valores, bem como se essas metas contribuem para reforçar (ou minar) a cultura e os valores organizacionais | Os objetivos organizacionais são legítimos em relação aos princípios profissionais? Como as escolhas estratégicas (objetivos) estão reformulando os princípios organizacionais? |
| Contextual | Adaptação ↔ Cultura e Valores | Tentativas de a organização sobreviver. Cultura e valores como mobilizadores para captação de recursos, assim como se esses reforçam (ou solapam) a cultura e os valores da organização | As mudanças organizacionais são coerentes com a racionalidade dos princípios organizacionais? Como a disponibilidade de recursos, as mudanças quanto às necessidades da população e as novas tendências sociais estão reformulando os princípios organizacionais? |

Fonte: adaptado de Champagne *et al.*[1] e Sicotte *et al*[16].

Desse modo, o desempenho é entendido como um construto multidimensional que deve permitir às partes interessadas debater e aprofundar o julgamento acerca de suas qualidades essenciais, levando em conta os indicadores de sucesso de cada uma das funções, mas também a natureza dinâmica de como elas se mantêm em equilíbrio[1,16].

Do ponto de vista teórico, o EGIPSS demonstrou ser adequado para avaliar organizações de saúde considerando sua complexidade e abrangência. Estudo realizado por Reis[26] que comparou os principais modelos multidimensionais descritos na literatura para avaliação do desempenho dos sistemas e serviços de saúde quanto a sua capacidade de descrever, explicar e julgar a intervenção, demonstrou que esse modelo apresenta maior capacidade ou potência avaliativa por incorporar uma relação de complementaridade entre as diferentes dimensões do desempenho.

Apesar das potencialidades desse modelo, sua operacionalização não é simples. Por envolver concepções distintas, o EGIPSS necessita ser bem trabalhado para definir empiricamente todos os componentes e as relações teóricas entre eles[20]. Apesar disso, vem sendo utilizado em sua completude ou de modo parcial para avaliar o desempenho de campos distintos, como unidades hospitalares, rede de urgência/emergência, vigilância sanitária (Visa), atenção primária e vigilância em saúde (VS), em distintos níveis de gestão (municipal e estadual).

Guisset *et al.*[21] avaliaram a concepção de desempenho dos profissionais e representantes sindicais de hospitais francófonos na Bélgica a partir do modelo teórico do desempenho elaborado por Sicotte *et al.*[16]. Os autores confirmam a percepção multidimensional do desempenho com divergências de opinião importantes entre as diferentes categorias profissionais sobre os elementos que caracterizam o hospital com bom desempenho.

Contandriopoulos *et al.*[31] avaliaram o desempenho do sistema de atenção às urgências no estado de Goiás, Brasil, utilizando o modelo EGIPSS. Foram avaliadas três regiões de saúde (Entorno Norte/Nordeste, Entorno Sul e Pirineus) nos aspectos referentes ao atendimento pré-hospitalar fixo, móvel e hospitalar. Foram selecionados 85 indicadores, e seu desempenho foi aferido a partir da comparação com a média estadual. A partir dos resultados encontrados, procedeu-se à análise das inter-relações entre os indicadores por meio da elaboração de fichas técnicas e de modelos lógicos como forma de ampliar o referencial analítico e apoiar a tomada de decisão. Observaram-se diferenciais importantes quanto às dimensões e subdimensões problemáticas entre as regiões.

**Quadro 1.3** Funções, definições e dimensões do modelo EGIPSS de avaliação de desempenho

| Função | Definição | Dimensões |
|---|---|---|
| Adaptação | Interação do sistema com seu ambiente, o que assegura a capacidade de obter recursos e adaptar-se às oportunidades e ameaças externas. Visa garantir sobrevivência institucional e crescimento | Aquisição de recursos Transformação |
| Alcance dos objetivos/metas | Capacidade de atender aos objetivos fundamentais, ou seja, fazer escolhas estratégicas que resultem no alcance dos objetivos propostos | Eficiência Eficácia Efetividade |
| Produção | Integração dos processos de trabalho, envolvendo a coordenação dos recursos e atores internos na condução de suas práticas | Coordenação Produtividade Qualidade |
| Manutenção da cultura e dos valores | Coesão do sistema sócio-técnico interno de atores que caracteriza a produção e reprodução do sistema de valores que orientam a condução das demais funções | Princípios organizacionais Qualidade de vida no trabalho |

Fonte: adaptado de Champagne et al.[1] e Sicotte et al.[16].

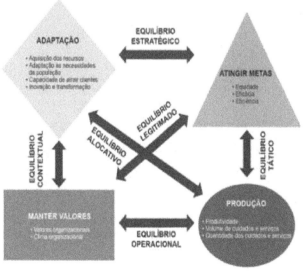

**Figura 1.4** Modelo EGIPSS para avaliação do desempenho de organizações de saúde. (Fonte: adaptada de Champagne et al.[1] e Sicotte et al.[16].)

Em momento posterior, esse mesmo grupo de pesquisadores[32] avaliou o desempenho de 15 hospitais regionais, dessa vez no estado de Mato Grosso do Sul, por meio da aplicação do modelo EGIPSS. Foram selecionados 185 indicadores a partir de listas de indicadores relacionados aos diversos sistemas de avaliação de desempenho utilizados internacionalmente. Procedeu-se à análise normativa do conjunto de indicadores, que identificou as seguintes dimensões com pior desempenho: na função adaptação, a disponibilidade de recursos, a mobilização da comunidade e a integração sistêmica; na função alcance de metas, a mortalidade geral; na função manutenção dos valores, o ambiente de trabalho, a satisfação no trabalho e a rotatividade dos profissionais; na função produção, a produtividade e a qualidade.

Por sua vez, Battesini[13] avaliou o desempenho do Sistema Nacional de Vigilância Sanitária no âmbito municipal de Porto Alegre, Rio Grande do Sul. Para tanto, esse autor adaptou o modelo EGIPSS à realidade da Visa municipal. As principais alterações do modelo inicial foram: rotação anti-horária, posicionando a dimensão alcance de metas na parte superior, reconfiguração visual da apresentação das quatro dimensões e de suas relações; adaptação das subdimensões do modelo ao contexto da Visa; inserção de uma base que visualmente apresenta o contexto de ação da Visa; e a representação do poder como elemento que atribui movimento e dinamiza as relações entre as dimensões estudadas. Os resultados evidenciaram um desempenho global regular, conformado por desempenhos também regulares nas quatro dimensões que compõem o modelo.

Silva et al.[22] elaboraram uma abordagem multidimensional para avaliar a utilização dos serviços de atenção primária à saúde e seu desempenho com base no modelo teórico de Sicotte et al.[16] e Starfield[33]. Os autores selecionaram indicadores representativos das dimensões acessibilidade, continuidade e abrangência e analisaram a interdependência entre elas, indicando a dificuldade em manter um equilíbrio entre a continuidade e a acessibilidade, características fundamentais para a efetividade da atenção primária à saúde.

Marchal et al.[34], com base no modelo EGIPSS, elaboraram o modelo multipolar de avaliação de desempenho de serviços públicos de saúde. Esses autores incluíram elementos-chave e conceitos de sistemas integrados de saúde para propor estratégia analítica que se divide em quatro fases: avaliação da dinâmica entre o alcance dos objetivos, a provisão dos serviços e a interação com o ambiente; avaliação dinâmica entre alcance dos objetivos, cultura e valores e interação com o ambiente; avaliação da influência de atores externos, e avaliação dos valores formais e informais do serviço/sistema avaliado.

Costa et al.[14] avaliaram o desempenho estadual da vigilância em saúde no estado de Pernambuco. Foi elaborado o modelo lógico da intervenção e, a partir desse, o EGIPSS foi adaptado às características da VS estadual.

O desempenho da VS se mostrou satisfatório com diferenças entre as funções que o compõem. Enquanto a manutenção de valores apresentou escore excelente, e a adaptação e a produção, escore satisfatório, o alcance das metas foi considerado insatisfatório. Os autores concluíram que o uso do EGIPSS se revelou uma estratégia adequada para identificação das fortalezas e fragilidades, proporcionando os meios para melhor compreender o desempenho e instituir estratégias de melhoria.

Assim, o modelo EGIPSS, por sua abrangência e possibilidades de aplicação, revela-se uma ferramenta analítica de grande potencial. Contudo, faz-se necessário adequá-lo à realidade brasileira e ao objeto de estudo, uma vez que esse modelo foi pensado inicialmente para avaliar o desempenho de sistemas de saúde de países de economia central e dotá-lo de maior operacionalidade para que possa ser utilizado como ferramenta de gestão que permita melhoria contínua da qualidade, maior transparência e responsabilização dos envolvidos.

## CONSIDERAÇÕES FINAIS

A avaliação do desempenho de intervenções em saúde (programas, serviços e sistemas) subsidia o que vem sendo citado na literatura como uma "política baseada em evidências". Por meio de informações detalhadas sobre o funcionamento da intervenção são identificadas suas fragilidades e fortalezas, contribuindo para a tomada de decisão de maneira mais qualificada e para uma gestão mais transparente, o que se coaduna com as atuais necessidades e interesses da população.

Apesar dos avanços teórico-metodológicos dos últimos anos, demonstrados pelo número crescente de publicações sobre a temática, ainda se faz necessário o aprofundamento das discussões acerca da avaliação de desempenho. O desempenho e a avaliação são termos polissêmicos, o que pode ocasionar diversas interpretações. Escolher a melhor maneira de aferi-lo ainda se apresenta como um desafio para os avaliadores. As escolhas teórico-metodológicas refletem a visão de mundo daqueles que estão envolvidos nos processos avaliativos e necessitam estar explicitadas.

Desse modo, a confusão semântica e a profusão de modelos avaliativos não nos permitem falar em um padrão de desempenho. O que é bom sob determinado prisma pode ser ruim sob outro. O que é bom hoje pode não ser amanhã. Além disso, deve-se refletir sobre os usos que a avaliação de desempenho deverá ter. Orientar as melhores escolhas na gestão e promover o aprendizado e o crescimento pessoal e organizacional são apenas alguns deles.

## Referências

1. Champagne F, Contandriopoulos AP, Brousselle A, Hartz Z, Denis JL. A avaliação no campo da saúde: conceitos e métodos. In: Broussele A, Champagne F, Contandriopoulos AP, Hartz Z (Org.). Avaliação em saúde conceitos e métodos. Rio de Janeiro: Fiocruz, 2011: 19-40.

2. Hartz ZMA, Ferrinho P. Avaliação de desempenho dos sistemas de saúde: um contributo para o Plano Nacional de Saúde 2011-2016. In: A Nova Saúde Pública: a saúde pública da era do conhecimento. Lisboa: Gradiva, 2011: 58-79.

3. Groene O, Klazinga N, Kazandjian V, Lombrail P, Bartels P. The World Health Organization Performance Assessment Tool for Quality Improvement in Hospitals (PATH): an analysis of the pilot implementation in 37 hospitals. Int J Qual Health Care. 2008; 20(3): 155-61.

4. Brasil. Presidência da República. Lei no 8.080, de 19 de setembro de 1990. Dispõe sobre as condições para a promoção, proteção e recuperação da saúde, a organização e funcionamento dos serviços correspondentes e dá outras providências. Brasília (DF), 1990. [Acesso 10 fev 2014]. Disponível em: http://www.planalto.gov.br.

5. Brasil. Ministério da Saúde. Secretaria Executiva. Programa de avaliação para qualificação do Sistema Único de Saúde. Brasília (DF), 2011: 26.

6. Brasil. Ministério da Saúde. Portaria no 1.654, de 19 de julho de 2011. Institui o Programa Nacional de Melhoria do Acesso e Qualidade da Atenção Básica (PMAQ-AB) e o Incentivo Financeiro do PMAQ-AB, componente da qualidade do piso da atenção básica variável – PAB variável. Brasília (DF), 2011. [Acesso 15 nov 2012]. Disponível em: http://bvsms.saude.gov.br/bvs/saudelegis/gm/2011/prt1654_19_07_2011.htm.

7. Brasil. Ministério da Saúde. Portaria no 1.708, de 16 de agosto de 2013. Regulamenta o Programa de Qualificação das Ações de Vigilância em Saúde (PQA-VS). Brasília (DF), 2013. [Acesso 15 nov 2013]. Disponível em: http://bvsms.saude.gov.br/bvs/saudelegis/gm/2013/prt1708_16_08_2013.html.

8. Brasil. Presidência da República. Decreto no 7.508, de 28 de junho de 2011. Regulamentam a Lei no 8.080 de 1990 sobre a organização do Sistema Único de Saúde – SUS, o planejamento da saúde, a assistência à saúde e a articulação interfederativa. Brasília (DF): 2011. [Acesso 10 fev 2014]. Disponível em: http://www.jusbrasil.com.br/legislacao/1028206/decreto-7508-11.

9. Silva Júnior JB. da. Epidemiologia em serviço: uma avaliação de desempenho do Sistema Nacional de Vigilância em Saúde [tese]. Campinas (SP): Universidade Estadual de Campinas, 2004.

10. Viacava F, Almeida C, Caetano R et al. Uma metodologia de avaliação do desempenho do sistema de saúde brasileiro. Ciênc Saúde Colet. 2004; 9(3):711-24.

11. Viacava F, Ugá MAD, Porto S, Laguardia J, Moreira RS. Avaliação de desempenho de sistema de saúde: um modelo de análise. Ciênc Saúde Colet. 2012; 17(4):921-34.

12. Ibañez N, Rocha JSY, Castro PC et al. Avaliação do desempenho da atenção básica no Estado de São Paulo. Ciênc Saúde Colet. 2006; 11(3):663-703.

13. Battesini M. Método multidimensional para avaliação de desempenho da vigilância sanitária: uma aplicação em nível municipal [tese]. Porto Alegre: Universidade Federal do Rio Grande do Sul, 2008.

14. Costa JMBS, Cesse E, Samico I, Freese E. Avaliação do desempenho estadual da vigilância em saúde de Pernambuco. Physis. 2015; 25(4):1141-63.

15. Arreaza ALV, Moraes JC. Contribuições teórico-conceitual para a pesquisa avaliativa no contexto da vigilância em saúde. Ciênc Saúde Colet. 2010; 15(5):2657-38.

16. Sicotte C, Champagne F, Contandriopoulos AP et al. A conceptual framework for health care organizations performance. Health Serv Manage Res.1998; 11(1):24-38.

17. Bezerra LCA, Cazarin G, Alves CKA. Modelagem de programas: da teoria à operacionalização. In: Samico I, Eronildo F, Ana CF, Paulo GF (Org.). Avaliação em saúde: bases conceituais e operacionais. Rio de Janeiro: Medbook, 2011: 65-78.

18. Larhey R, Nielsen SB. Rethinking the relationship among monitoring, evaluation and results based management: observations from Canada. In: Nielsen SB, Hunter DEK (Org.). New Directions for Evaluation. Honolulu: Willey, 2013; 137:45-56.

19. Costa JMBS, Silva VL, Samico IC, Cesse EAP. Desempenho de intervenções em saúde em países da América Latina: uma revisão sistemática. Saúde Debate. 2015; 39 (especial):307-19.

20. Tchouaket EN, Lamarche PA, Goulet L, Contandriopoulos AP. Health Care System Performance of 27 OCDE Countries. Int J Health Plann Manage. 2012; 14(2):104-29.

21. Guisset AL, Sicotte C, Leclercq P, D'Hoore W. Dèfinition de La Performance Hospitàliere: une ênquete aupès dês divers acteurs stratégiques au sein des Hôpitaux. Sci Soc Santé. 2002; 20(2):65-104.

22. Da Silva RB, Contandriopoulos AP, Pineault R, Tousignant P. A global approach to evaluation of health services utilization: Concepts and measures. Health Policy. 2011; 6(4):106-20.

23. Klassen A, Miller A, Anderson N, Shen J, Schiariti V, O'Donnell M. Performance measurement and improvement frameworks in health, education and social services systems: a systematic review. Int J Qual Health Care. 2009; 22(1):44-69.

24. Valle R. Avaliação multidimensional de desempenho: um desafio para as empresas estatais. Brasília: Ministério do Planejamento, Orçamento e Gestão, 2004: 17.

25. Kaplan RS, Norton DP. The balanced scorecard. Cambridge: Harvard University Press, 1996: 303.

26. Reis ACGV. A noção de equilíbrio como Proxy da avaliação de desempenho de sistemas de saúde [tese]. Rio de Janeiro: Escola Nacional de Saúde Pública Sérgio Arouca, Fundação Oswaldo Cruz, 2012.

27. Parsons T. The social system. New York: Free Press, 1951: 575.

28. Parsons T. Social systems and the evolution of action theory. New York: Free Press, 1977: 420.

29. Castro AM, Dias EF (Org.). Introdução ao pensamento sociológico: Émile Durkheim, Weber, Marx e Parsons. São Paulo: Centauro, 2005: 252.

30. Quinn RE, Rohrbaugh J. A spatial model of effectiveness criteria: towards a competing values approach to organizational analysis. Oper Res Manage Sci. 1983; 29(3):363-77.

31. Contandriopoulos AP, Trottier LH, Cahmapagne F. Improving performance: a key issue for Quebec's health and social services centers. Infoletter. 2008; 5(2):2-6.

32. Champagne F, Contandriopoulos AP, Ste-Marie G. Avaliação Global e Integrada do Desempenho de Hospitais do Mato Grosso do Sul. Brasília: Conas, 2012: 30.

33. Starfield B. Primary care: balancing health needs, services and technology. Oxford: Oxford University Press, 1998: 438.

34. Marchal B, Hoerée T, Silveira VC, Belle SV, Prashanth NS, Kegels G. Building on the EGIPSS performance assessment: the multipolar framework as a heuristic to tackle the complexity of performance of public service-oriented health care organizations. BMC Public Health. 2014; 14: 378-91.

# 2
# Desempenho da Vigilância Epidemiológica em Regional de Saúde no Estado de Pernambuco: Proposta de Modelo de Avaliação

Danyella Kessea Travassos Torres de Paiva
Isabella Samico
Eronildo Felisberto

## INTRODUÇÃO

A regionalização das ações e serviços de saúde vem sendo abordada desde a Constituição Federal de 1988, e os instrumentos normativos posteriores às Leis Orgânicas (8.080/90 e 8.142/91) e às Normas Operacionais Básicas (NOB) 91, 93 e 96 ratificam a importância dessa forma de organização do sistema, sendo a tônica induzida pela municipalização. No entanto, a partir da Norma Operacional de Assistência à Saúde (NOAS) 2002, identificou-se a necessidade de nova ênfase com foco na regionalização como princípio organizativo no território. Assim, os atos seguintes – Pacto pela Saúde 2006 e Decreto 7.508 – reiteram e consideram esse eixo como estruturante do sistema[1,2]. Viana et al.[1] afirmam que "regionalizar visa ao estabelecimento de relações mais cooperativas e solidárias para responder às demandas crescentes dos cidadãos por serviços de saúde mais resolutivos e de melhor qualidade".

É sob essa perspectiva que este capítulo faz uma breve descrição do desenvolvimento da Vigilância em Saúde e da Regionalização no Brasil, com ênfase na Vigilância Epidemiológica, e apresenta uma proposta de modelo para avaliação de desempenho adaptada do Modelo de Avaliação Global e Integrada do Desempenho dos Sistemas de Saúde (EGIPSS) para a vigilância epidemiológica no nível regional, podendo ser adequada e utilizada em outras regiões de saúde.

## BREVE HISTÓRICO DA VIGILÂNCIA EPIDEMIOLÓGICA NO BRASIL

O Sistema Nacional de Vigilância Epidemiológica foi estabelecido pela Lei 6.259, de 1975[3], e regulamentado posteriormente, em 1976, pelo Decreto 78.231[4], promovendo a descentralização de algumas ações para as Secretarias de Saúde dos estados, além de ter estabelecido a notificação das doenças compulsórias pela Portaria GM/MS 314, de 27 de agosto de 1976, com o propósito de controlar doenças específicas mediante programas nacionais até então escassamente interativos[5].

A criação do Centro Nacional de Epidemiologia (CENEPI) em 1990 contribuiu para a maior aproximação entre a Academia e o serviço no Sistema Único de Saúde (SUS) por meio do apoio dos profissionais com experiência em epidemiologia, atuando em vários níveis do sistema[6]. Desde então o CENEPI passou a estimular o processo de descentralização das ações de vigilância epidemiológica e controle de doenças junto às instâncias de gestão, desenvolvendo critérios mais equânimes para a distribuição de recursos orçamentários e financeiros e criando novos instrumentos normativos, indicadores epidemiológicos de avaliação, compartilhando as responsabilidades das ações de vigilância e controle de doenças[7].

Em 2003 foi criada a Secretaria de Vigilância em Saúde (SVS), ato considerado um avanço para o desenvolvimento do SUS, podendo ser entendido como o primeiro passo para a superação da dicotomia do modelo assistencial vigente, conforme proposto na 11ª Conferência Nacional de Saúde, sinalizando para a construção de modelos de atenção voltados para a qualidade, efetividade, equidade e necessidades prioritárias de saúde[7].

Ainda nesse mesmo ano, o Ministério da Saúde, com o Decreto 4.726, definiu a estrutura e estabeleceu as funções da recém-criada SVS, reorganizando a área de epidemiologia e controle de doenças com a extinção do CENEPI. A SVS passou a ser responsável por todas as atribuições do CENEPI e de alguns programas que integravam a extinta Secretaria de Políticas de Saúde[8], buscando responder ao novo cenário epidemiológico e contemplando os agravos transmissíveis e as doenças endêmicas e reemergentes.

Em 2009, no intuito de potencializar o processo de descentralização das ações de vigilância, foi editada a Portaria 3.252, de 22 de dezembro[9], que define as diretrizes para execução e financiamento da Vigilância em Saúde pelos estados, Distrito Federal e municípios, fortalece os entes federados no papel de gestores, bem como define e amplia os componentes da Vigilância em Saúde, abrangendo as áreas de Vigilância Epidemiológica,

Promoção da Saúde, Vigilância da Situação de Saúde, Vigilância em Saúde Ambiental, Vigilância da Saúde do Trabalhador e Vigilância Sanitária[8].

## CAMINHOS PERCORRIDOS PARA A REGIONALIZAÇÃO NO BRASIL E EM PERNAMBUCO

Após a instituição do SUS, foram publicadas as Leis Orgânicas da Saúde 8.080, de 19 de setembro de 1990, e 8.142, de 28 de dezembro de 1990, que são assim denominadas por constituírem a base legal para efetivação, organização e funcionamento do sistema com a ideia principal de descentralizar as ações e serviços de saúde por meio da municipalização. Para impulsionar a adesão dos municípios ao SUS foram editadas as Normas Operacionais Básicas (NOB) e as Normas Operacionais da Assistência à Saúde (NOAS), que visavam reorganizar a assistência por intermédio de sua principal diretriz: a regionalização. Para tanto foi elaborado o Plano Diretor de Regionalização (PDR), que pretendia garantir o acesso da população aos serviços por meio da organização dos níveis e equipamentos de saúde existentes, mediante a pactuação entre os gestores em suas regiões de saúde[10,11]. As Regiões de Saúde são definidas, então, como uma base territorial de planejamento da atenção à saúde, não necessariamente coincidente com a divisão administrativa do estado, considerando as características demográficas, socioeconômicas, geográficas, sanitárias, epidemiológicas, oferta de serviços, relações entre municípios, entre outras[11]. Em continuidade às ações de descentralização e na tentativa de reorganizar as ações de saúde, em 2006 foi proposto o Pacto pela Saúde, que formaliza as pactuações entre os três entes federados com ênfase na atitude dialógica tanto da gestão como das prioridades sanitárias. Reforça a territorialização como base para organização dos sistemas, estruturando as regiões sanitárias, e institui os colegiados de gestão regional com a premissa de cooperação intergovernamental e complementaridade entre as regiões[8,12,13]. Posteriormente, o Decreto 7.508, de 2011, regulamentou a Lei 8.080/90 e as instâncias de governança do SUS e instituiu novos mecanismos e instrumentos de gestão.

Em sua gestão de saúde, o Estado de Pernambuco passa a ser organizado, a partir de 19/09/2011, por doze Gerências Regionais de Saúde (GERES) compostas pelos 184 municípios e um território estadual (Fernando de Noronha) e quatro Macrorregiões: Recife, Caruaru, Serra Talhada e Petrolina[11]. Cada GERES tem a missão de coordenar, assessorar, acompanhar, supervisionar, controlar e avaliar a assistência à saúde, garantindo o atendimento à população dos municípios sob sua jurisdição na promoção e assistência à saúde em cada Região[14].

Em relação à organização da Vigilância em Saúde estadual, a Secretaria Executiva de Vigilância em Saúde/Secretaria Estadual de Saúde de Pernambuco é formada por cinco diretorias gerais no nível central, sendo elas: controle, doenças e agravos; promoção, monitoramento e avaliação da situação de saúde; vigilância epidemiológica e ambiental; Laboratório Central de Pernambuco (LACEN-PE) e Agência Pernambucana de Vigilância Sanitária (APEVISA), que visam subsidiar o desencadeamento das ações da vigilância. Nas GERES não existe um organograma definido, sendo as ações descentralizadas e executadas de acordo com a capacidade instalada de cada regional.

## AVALIAÇÃO NA VIGILÂNCIA EPIDEMIOLÓGICA E AVALIAÇÃO DE DESEMPENHO

No campo da vigilância epidemiológica, a avaliação tem sido utilizada para analisar o grau de implantação, a qualidade e o desenvolvimento das ações[15-18]. Entretanto, esse processo tem sido fragilizado devido ao pouco conhecimento dos profissionais sobre o método avaliativo e, de acordo com Carvalho et al.[19], "à falta de cultura de avaliação por parte dos gestores em conhecer os efeitos e os impactos produzidos pelos investimentos nas políticas e projetos".

A busca por qualidade é inerente às ações desenvolvidas nos serviços de saúde e permeia todos os tipos de avaliação. Donabedian[17] define os atributos da qualidade e explicita que eles devem estar definidos na avaliação. Portanto, responder à sociedade sobre o desempenho dos serviços de saúde passou a ter importância na medida em que se estabeleceram os atributos de eficiência, eficácia e efetividade como medidas de êxito das ações de governo[20].

## CONSTRUÇÃO DO MODELO LÓGICO

Os serviços de saúde enquanto sistemas são formados por vários subsistemas de ação, organizados e interdependentes: a estrutura (organizacional, física e simbólica), os atores, os processos e as finalidades. Portanto, a utilidade da avaliação útil e o impacto de seu resultado dependerão de como as escolhas serão construídas, pautadas no contexto da avaliação.

Segundo Champagne et al.[21], o modelo de uma intervenção expressa o que deve ser feito para que se alcancem os objetivos esperados, as prevê também quais poderiam ser os outros impactos importantes e determina de que modo esses objetivos e impactos poderão ser gerados.

O modelo lógico, portanto, apresenta o esquema visual da intervenção, permitindo observar as relações entre os diferentes elementos[22].

O primeiro momento do estudo correspondeu à construção do modelo lógico, explicitando como funciona o subsistema de vigilância epidemiológica por meio da análise de documentos oficiais e portarias (Quadro 2.1)[9,23-28] e a experiência de quatro técnicos da vigilância como informantes-chave. A partir desse material foram identificados para o subsistema de vigilância epidemiológica os seguintes eixos: fortalecimento da capacidade institucional e desenvolvimento das ações da vigilância epidemiológica. Os demais elementos descritos foram os recursos, os processos e os resultados de curto, médio e longo prazo. O modelo lógico se encontra representado na Figura 2.1.

**Quadro 2.1** Descrição das Portarias/Instruções Normativas utilizadas para construção do Modelo Lógico da Vigilância Epidemiológica

| Portaria/Instrução Normativa | Descrição |
| --- | --- |
| Portaria 1.399, de 15 de dezembro de 1999 | Regulamenta a NOB SUS 01/96 – Competências da União, estados, municípios e Distrito Federal, na área de epidemiologia e controle de doenças, define a sistemática de financiamento e dá outras providências |
| Portaria 20, de 3 de outubro de 2003 | Regulamenta a coleta de dados, fluxo e periodicidade de envio das informações sobre óbitos e nascidos vivos para os Sistemas de Informações em Saúde – SIM e SINASC |
| Portaria 1.172, de 15 de junho de 2004 | Regulamenta a NOB SUS 01/96 no que se refere às competências da União, estados, municípios e Distrito Federal na área de Vigilância em Saúde, define a sistemática de financiamento e dá outras providências |
| Instrução Normativa 1, de 19 de agosto de 2004 | Regulamenta a Portaria GM/MS 1.172/04 no que se refere às ações de gestão dos imunobiológicos providos pela Secretaria de Vigilância em Saúde aos estados, ao Distrito Federal e aos municípios para fins de controle de doenças imunopreveníveis |
| Instrução Normativa 2, de 22 de novembro de 2005 | Regulamenta as atividades da vigilância epidemiológica com relação à coleta, ao fluxo e à periodicidade de envio de dados da notificação compulsória de doenças por meio do Sistema de Informação de Agravos de Notificação – SINAN |
| Portaria 3.252, de 22 de dezembro de 2009 | Aprova as diretrizes para execução e financiamento das ações de Vigilância em Saúde pela União, estados, Distrito Federal e municípios e dá outras providências |
| Diretrizes Nacionais da Vigilância em Saúde v.13 | Trata das diretrizes gerais e estratégicas da Vigilância em Saúde e aborda questões relativas ao enfrentamento das Emergências em Saúde Pública |

Fonte: elaboração própria.

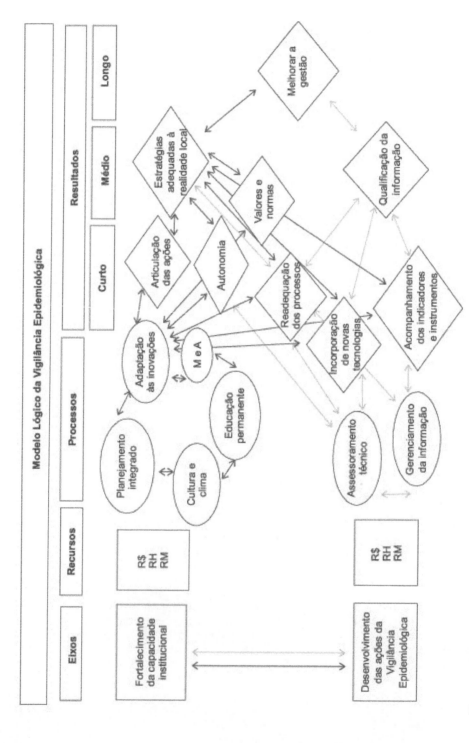

**Figura 2.1** Modelo lógico da Vigilância Epidemiológica na IX Região de Saúde. Fonte: elaboração própria 2016.

Conforme discutido no Capítulo 1, o modelo EGIPSS desenvolvido por Champagne *et al.*[29] propõe a união das nuanças dos vários conceitos de desempenho e sua incorporação como dimensões em um modelo único, complexo, autônomo, mas com interações interdependentes que mantêm o equilíbrio das quatro grandes funções essenciais: adaptação, alcance de metas, produção e manutenção de valores.

Após a construção do modelo lógico da vigilância epidemiológica no âmbito regional, o próximo passo foi a escolha dos indicadores. Nessa seleção, refletiu-se sobre quais indicadores melhor representariam cada função e, dentro de cada uma delas, representassem a integração entre as funções e a dimensão daquela atividade. Partindo desse pressuposto, foram pensadas condições marcadoras ou traçadoras e eventos sentinelas com a finalidade de extrair o máximo de informações com o menor número de dados possível[30]. Kessner *et al.*[31], como precursores do uso da condição marcadora ou traçadora, propuseram ser possível medir a qualidade do sistema a partir de um conjunto de problemas ou condições de saúde bem definidos. Foram elencados para esse estudo: Tuberculose, Hanseníase e Vacina Tetravalente (preditora das coberturas para as demais vacinas no primeiro ano de vida).

Por sua vez, o evento sentinela definido por Rutstein *et al.*[32] foi a ocorrência de doença, invalidez ou morte evitável por conter tecnologia médica suficiente par evitá-la, sendo escolhido para esse estudo: Óbitos por acidentes de transporte terrestre.

O modelo integrador envolveu especialistas da área de avaliação e da vigilância em saúde e profissionais técnicos da gerência regional, e ainda considerou a experiência da pesquisadora principal.

Para a seleção dos indicadores foram levadas em consideração a operacionalidade, a simplicidade e a confiabilidade, definidas a partir das atividades ou do conjunto de atividades do modelo lógico, e postos primeiramente onde melhor representasse na função do desempenho do modelo EGIPSS. Em seguida, na tentativa de extrair o que cada indicador melhor representasse nas dimensões do modelo integrador e se as dimensões existentes contemplariam esse indicador, foram revistas as definições de cada dimensão conforme o modelo original e outras propostas que melhor descrevessem o indicador. É importante destacar, nessa construção, as revisões periódicas das funções, dimensões e indicadores e suas correlações, pois os indicadores, além de representarem a função em si, também necessitavam ter relação com as demais funções, formando uma conexão constante de função-dimensão-indicador e também na ordem inversa. Ademais, os indicadores não são o foco do modelo, mas propostas, pois, dependendo do olhar do avaliador e/ou da necessidade, poderiam ser utilizados outros mais convenientes. Nessa perspectiva foi proposta uma nova dimensão: efetividade na função alcance de metas. Após o acréscimo da dimensão e agregando-as por função, as dimensões elencadas foram as seguintes:

- **Adaptação:** atratividade da organização, inovação e transformação, ajustes às necessidades, disponibilidade de recursos, mobilização da comunidade e viabilidade.
- **Alcance de metas:** efetividade.
- **Produção**: qualidade e volume de produção.
- **Manutenção de valores:** ambiente de trabalho, qualidade de vida no trabalho, apoio organizacional, consenso entre valores, reações comportamentais.

A Figura 2.2 apresenta o modelo integrador do desempenho da vigilância epidemiológica no âmbito regional em sua representação gráfica, adaptado para a vigilância epidemiológica com suas funções, dimensões e os equilíbrios existentes entre as funções.

Os Quadros 2.2 a 2.5 apresentam o modelo integrador do desempenho contendo as funções, dimensões e indicadores da vigilância epidemiológica para a IX GERES.

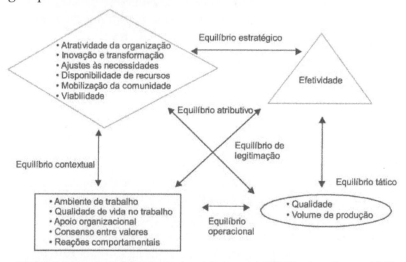

**Figura 2.2** Modelo Integrador do Desempenho, baseado no modelo EGIPSS, adaptado para a Vigilância Epidemiológica na IX GERES, PE. Fonte: adaptada de Champagne et al.[29] (2010).

A função adaptação (Quadro 2.2) e suas dimensões representam como a instituição ao longo dos anos incorporou as novas exigências políticas, administrativas e financeiras, aperfeiçoando e fortalecendo a organização e garantindo sua sobrevivência. Para essa função foram considerados 11 indicadores.

Na função alcance de metas foram considerados nove indicadores consensuados, os quais a instituição deve adotar como prática em sua rotina, os monitorando e avaliando. É expressa pela dimensão efetividade (Quadro 2.3). Essa dimensão depende em parte da função adaptação na disponibilidade dos recursos, sejam eles financeiros, materiais ou humanos e do envolvimento de outros atores, em razão de alguns indicadores apresentarem uma relação de dependência de ações intersetoriais. Depende diretamente da função produção, na medida em que são correlacionados os meios de como são executadas as ações, o processo, o comportamento diário dos profissionais e o método para se chegar aos resultados finalísticos na função alcance de metas. É influenciada também pela função manutenção de valores.

**Quadro 2.2** Modelo Integrador do Desempenho da Vigilância Epidemiológica – Função adaptação – IX GERES, PE

| Função | Dimensão | Indicador |
|---|---|---|
| Adaptação | Atratividade da organização | Realização de eventos científicos que incluam experiências em Vigilância Epidemiológica fomentadas pela GERES |
| | Inovação e transformação | Existência de projetos intersetoriais internos e/ou externos com a participação da Vigilância Epidemiológica |
| | | Existência de Câmara Técnica em funcionamento na Comissão Intergestora Regional (CIR) |
| | | Produções científicas produzidas pela regional e apresentadas em congressos, seminários, periódicos, revistas e/ou outros |
| | Ajuste às necessidades | Existência de Comitê ou Grupo Técnico de Estudos de Mortalidade Materna em funcionamento |
| | Disponibilidade de recursos | Percentual de execução dos recursos do Teto Financeiro de Vigilância em Saúde – TFVS no ano avaliado |
| | | Número de profissionais existentes na Vigilância Epidemiológica por 10.000 hab. |
| | | Número de veículos existentes por 10.000 hab. |
| | | Número de computadores existentes e pontos de internet integrados por 10.000 hab. |
| | Mobilização da comunidade | Existência de *home page*, programa de rádio ou outras mídias para envolver a população nos problemas de saúde da região |
| | Viabilidade | Número de concursos e/ou seleção de pessoal realizados para áreas específicas de ações da Vigilância Epidemiológica na regional por 100.000 hab. |

**Quadro 2.3** Modelo Integrador do Desempenho da Vigilância Epidemiológica – Função alcance de metas – IX GERES, PE

| Função | Dimensão | Indicador |
|---|---|---|
| Alcance de metas | Efetividade | Número de reuniões da Comissão Intergestores Regional (CIR) com pauta da Vigilância Epidemiológica |
| | | Percentual de cura de casos de tuberculose pulmonar bacilífera |
| | | Percentual de cura dos casos novos de hanseníase diagnosticados no ano da coorte |
| | | Cobertura vacinal da tetravalente (DPT + Hib) em crianças menores de 1 ano |
| | | Taxa de mortalidade por acidentes de transporte terrestre |
| | | Cobertura do SINASC |
| | | Cobertura do SIM |
| | | Percentual de casos graves e óbitos suspeitos por dengue investigados em tempo oportuno |
| | | Número de informes epidemiológicos/boletins informativos divulgados sobre a saúde da região |

Para a função produção foram elencados 10 indicadores de processo, onde a análise permeia a qualidade técnica e o volume de produção (Quadro 2.4). Ambas as dimensões definidas nessa função dependem das funções manutenção de valores e adaptação na disponibilidade dos recursos humanos, materiais e financeiros e do envolvimento de outros atores nas articulações intersetoriais. Harmoniza-se diretamente com a função alcance de metas.

A função manutenção dos valores aborda o envolvimento do profissional com a instituição por meio das motivações e valores atribuídos, além de mensurar o funcionamento da organização por meio do clima organizacional, reconhecendo suas fortalezas e fragilidades. Para essa função foram elencados 11 indicadores (Quadro 2.5). Essa função é influenciada pela função adaptação, em relação à disponibilidade dos recursos humanos, e influencia diretamente as demais funções.

## MEDINDO O DESEMPENHO

Mediante o uso das quatro funções do modelo EGIPSS, propõe-se o cálculo do índice relativo (IR) para as funções e para as dimensões. A partir do resultado do valor absoluto obtido por função, deve-se calcular o IR, que significa o quanto o valor absoluto representa na nota final do desempenho. O IR para cada dimensão deve ser calculado por meio da seguinte expressão matemática:

**Quadro 2.4** Modelo Integrador do Desempenho da Vigilância Epidemiológica – Função produção – IX GERES, PE

| Função | Dimensão | Indicador |
|---|---|---|
| Produção | Volume | Número de reuniões integradas da Vigilância Epidemiológica com Atenção Básica, Vigilância Sanitária e Ambiental e/ou com os municípios |
| | | Número de supervisões realizadas nos municípios da regional |
| | | Percentual de teste de HIV realizado nos casos diagnosticados de tuberculose |
| | | Percentual de avaliação do grau de incapacidade física realizada no diagnóstico |
| | | Número de municípios que realizaram campanha de vacinação contra pólio (primeira e segunda etapas) |
| | | Percentual do envio regular do banco de dados da unidade sentinela |
| | | Número de municípios com envio regular do SINASC |
| | | Número de municípios que realizaram o dia D de combate à dengue |
| | | Percentual de doenças de notificação compulsória (DNC) encerradas oportunamente |
| | Qualidade técnica | Percentual de óbitos com causa básica definida |

**Quadro 2.5** Modelo Integrador do Desempenho da Vigilância Epidemiológica – Função manutenção de valores – IX GERES, PE

| Função | Dimensão | Indicador |
|---|---|---|
| Manutenção de valores | Qualidade de vida no trabalho | Incentivo aos funcionários na participação de treinamentos que melhorem o desempenho nos cargos que ocupam |
| | | Relacionamento com a equipe de trabalho, oportunizando a criação de novos vínculos |
| | | Ambiente de trabalho favorável à execução das atividades da Vigilância Epidemiológica |
| | | Estimulação à ascensão de cargos |
| | | Autonomia profissional |
| | | Satisfação pessoal e profissional no exercício das atividades da Vigilância Epidemiológica |
| | Consenso sobre os valores | Comunicação transparente e compartilhada |
| | Ambiente de trabalho | Protocolos descrevendo por função as atividades desenvolvidas na Vigilância Epidemiológica |
| | | Percentual de profissionais que se sentem sobrecarregados |
| | Mobilização e compromisso | Percentual de absenteísmo |
| | | Percentual de profissionais que mudaram de função/setor no último ano |

Fonte: elaboração própria (2016).

$$IR = \frac{\text{valor absoluto por dimensão}}{\text{somatório da pontuação esperada na dimensão}} \times 100$$

Para a função, o IR deve ser calculado utilizando a seguinte expressão matemática:

$$IR = \frac{\text{valor absoluto por função}}{\text{valor da função}} \times 100$$

Na dimensão, o denominador do IR é o valor do somatório da pontuação máxima esperada. Na função, o denominador do IR é a pontuação máxima de 25 pontos.

Em seguida, para estimar o nível de desempenho da vigilância epidemiológica na IX GERES, deve-se utilizar a seguinte expressão matemática:

$$ND = \frac{IRFA}{10} \times peso\,3 + \frac{IRFAM}{10} \times peso\,2 + \frac{IRFP}{10} \times peso\,3 + \frac{IRFMV}{10} \times peso\,2$$

Onde:

ND – nível de desempenho;

IRFA – índice relativo da função adaptação;

IRFAM – índice relativo da função alcance de metas;

IRFP – índice relativo da função produção;

IRFMV – índice relativo da função manutenção de valores.

Portanto, define-se nessa proposta a classificação do nível de desempenho a partir dos somatórios dos IR obtidos em cada função multiplicados pelo peso atribuído à respectiva função e divididos por 10. Os pesos são atribuídos às funções conforme sua relevância e são definidos como peso 3 para as funções adaptação e produção e peso 2 para as funções alcance de metas e manutenção de valores.

O nível de desempenho da vigilância epidemiológica em âmbito regional pode ser classificado segundo o desempenho definido na categorização utilizada por Champagne *et al.*[33] como: desempenho excelente, quando o resultado alcançar 90 pontos ou mais; desempenho bom, quando o resultado alcançar 75 a 89 pontos; desempenho regular, quando o resultado alcançar 60 a 74 pontos; e desempenho ruim, quando o resultado for inferior a 59 pontos.

## CONSIDERAÇÕES FINAIS

O modelo proposto para avaliação de desempenho da vigilância epidemiológica inova ao trazer outro olhar para esse subsistema, uma vez que incorpora funções que se complementam e buscam um equilíbrio elucidativo entre suas dimensões e funções, apresentando indicadores que procuram responder a um construto multidimensional.

Sua complexidade pode ser observada como vantagem na medida em que apresenta várias perspectivas do desempenho, proporcionando uma visão multidimensional ao avaliador, e também como desvantagem, pois pode se tornar tão abrangente que pode se desviar dos objetivos propostos.

Por fim, espera-se que a aplicação do modelo EGIPSS contribua para o aperfeiçoamento da vigilância epidemiológica, fomentando a institucionalização da avaliação de desempenho no estado de Pernambuco, no âmbito das regiões de saúde, tornando-o um instrumento potencial de integração e fortalecimento das práticas.

## Referências

1. Viana ALD, Ibañez N, Elias PEM, Lima LD, Albuquerque MV, Iozzi FL. Novas perspectivas para regionalização da saúde. São Paulo Perspect. 2008; 22(1):92-106.

2. Kehrig RT, Souza ES, Scatena JHG. Institucionalidade e governança da regionalização da saúde: o caso da região Sul Mato-Grossense à luz das atas do colegiado de gestão. Saúde Debate. 2015; 39(107):948-61.

3. Brasil. Lei Federal no 6.259, de 30 de outubro de 1975. Dispõe sobre a organização das ações de Vigilância Epidemiológica, sobre o Programa Nacional de Imunizações, estabelece normas relativas à notificação compulsória de doenças e dá outras providências. Brasília (DF). [Acesso 24 mai 2012]. Disponível em: http://www81.dataprev.gov.br/sislex/paginas/42/1975/6259.htm.

4. Brasil. Decreto no 78.231, de 12 de agosto de 1976. Dispõe sobre a organização das ações de Vigilância Epidemiológica, sobre o Programa Nacional de Imunizações, estabelece normas relativas à notificação compulsória de doenças e dá outras providências. Brasília (DF). [Acesso 24 mai 2012]. Disponível em: http://www81.dataprev.gov.br/sislex/paginas/42/1975/6259.htm.

5. Paim JS. Modelos de Atenção e Vigilância da Saúde. In: Rouquayrol MZ, Filho NA. Epidemiologia e Saúde. Rio de Janeiro: Medsi, 2003: 567-86.

6. Barreto ML. Papel da epidemiologia no desenvolvimento do Sistema Único de Saúde no Brasil: histórico, fundamentos e perspectivas. Rev Bras Epidemiol. 2002; 5(1):4-17.

7. Teixeira MG, Costa MCN, Viana I, Paim JS. Vigilância em Saúde: É necessária uma legislação de emergência? Rev Direito Sanit. 2009; 10(2):126-44.

8. Brasil. Conselho Nacional dos Secretários de Saúde. Vigilância em Saúde. Parte 1. Coleção para Entender a Gestão do SUS. Brasília (DF): 2011: 10-7.

9. Brasil. Portaria no 3.252, de 22 de dezembro de 2009. Aprova as diretrizes para execução e financiamento das ações de Vigilância em Saúde pela União, Estados, Distrito Federal e Municípios e dá outras providências. [Acesso 24 mai 2012]. Disponível em: http://www. brasilsus.com.br/legislacoes/gm/102068-3252.

10. Ohara ECC, Saito RXS. Saúde da Família: Considerações Teóricas e Aplicabilidade. 1ª Ed. São Paulo: Martinari, 2008.

11. Pernambuco. Governo de Pernambuco. Secretaria de Saúde do Estado de Pernambuco. Plano Diretor de Regionalização 2011. PDR. SUS-PE. [Acesso 07 nov 2016]. Disponível em: http://portal.saude.pe.gov.br/documentos/secretaria-executiva-de-coordenacao-geral/plano-diretor-de-regionalizacao-2011.

12. Bezerra LCA, Freese E, Frias PG, Samico I, Almeida CKA. A vigilância epidemiológica no âmbito municipal: avaliação do grau de implantação das ações. Cad Saúde Pública. 2009; 25 (4):827-39.

13. Machado CV, Baptista TWF, Lima LD. O planejamento nacional da política de saúde no Brasil: estratégias e instrumentos nos anos 2000. Ciênc Saúde Colet. 2010; 15(5):2367-82.

14. Pernambuco. Governo do Estado de Pernambuco. Decreto nº 36.622, de 08 de junho de 2011. Aprova o regulamento da Secretaria de Saúde, e dá outras providências. [Acesso 31 mai 2012]. Disponível em: http://www.cepe.com.br/diario/includes/doel/box.php?ano=2011&data=20110609&caderno=1-PoderExecutivo&key=fb62b1ea43c7ae18b603e2e99a0cf929c23ab6e9.

15. Bezerra LCA, Freese E, Frias PG, Samico I, Almeida CKA. A vigilância epidemiológica no âmbito municipal: avaliação do grau de implantação das ações. Cad Saúde Pública. 2009; 25(4):827-39.

16. Marzocchi KBF, Carvalho MS. Avaliação da prática da vigilância epidemiológica nos serviços públicos de saúde no Brasil. Rev Saúde Públ. 1992; 26 (2):66-74.

17. Donabedian A. Explorations in quality assessment and monitoring. In: Donabedian A. The Definition of Quality and Approaches to its Assessment, 1. Michigna, Ann Arbor: University of Michigan, Health Administration Press, 1980.

18. Mello Jorge MHP, Laurenti R, Gotlieb SLD. Análise da qualidade das estatísticas vitais brasileiras: a experiência de implantação do SIM e do SINASC. Ciênc Saúde Colet. 2007; 12(3):643-54.

19. Carvalho EF, Cesse EAP, Albuquerque MIN, Albuquerque LC, Dubeux LS. Avaliação da Vigilância Epidemiológica em âmbito municipal. Rev Bras Saúde Mater Infant. 2005; 5(Supl 1):S53-62.

20. Felisberto E. Análise da Implantação e da Sustentabilidade da Política Nacional de Monitoramento e Avaliação da Atenção Básica no Brasil no período de 2003 a 2008 [tese]. Recife: Centro de Pesquisas Aggeu Magalhães da Fundação Oswaldo Cruz, 2010.

21. Champagne F, Brousselle A, Hartz Z, Contandriopoulos A. Modelizar as Intervenções. In: Brousselle A, Champagne F, Contandriopoulos A, Hartz Z. Avaliação – Conceitos e Métodos. Rio de Janeiro: FIOCRUZ, 2011: 61-74.

22. Bezerra LCA, Cazarin G, Alves CKA. Modelagem de Programas: Da teoria à operacionalização. In: Samico, I, Felisberto, E, Figueiró, AC, Frias, PG. Avaliação em Saúde: Bases Conceituais e Operacionais. Rio de Janeiro: MedBook, 2010: 65-78.

23. Brasil. Portaria no 1.399, de 15 de dezembro de 1999. Regulamenta a NOB SUS 01/96 – Competências da União, Estados, Municípios e Distrito Federal, na área de epidemiologia e controle de doenças, define a sistemática de financiamento e dá outras providências. [Acesso 24 mai 2012]. Disponível em: http://www.brasilsus.com.br/index.php?option=com_content&view=article&id=13206.

24. Brasil. Portaria no 20, de 03 de outubro de 2003. Regulamenta a coleta de dados, fluxo e periodicidade de envio das informações sobre óbitos e nascidos vivos para os Sistemas de Informações em Saúde – SIM e Sinasc. [Acesso 24 mai 2012]. Disponível em: http://portal. saude. gov.br/portal/arquivos/pdf/portaria_20_03.pdf.

25. Brasil. Portaria no 1.172, de 15 de junho de 2004. Regulamenta a NOB SUS 01/96 no que se refere às competências da União, Estados, Municípios e Distrito Federal, na área de Vigilância em Saúde, define a sistemática de financiamento e dá outras providências. [Acesso 24 mai 2012]. Disponível em: http://dtr2001.saude.gov.br/sas/PORTARIAS/Port2004/GM/ GM-1172.htm.

26. Brasil. Instrução Normativa no 01, de 19 de agosto de 2004. Regulamenta a Portaria GM/MS n° 1.172/04 no que se refere às ações de gestão dos imunobiológicos providos pela Secretaria de Vigilância em Saúde aos estados, ao Distrito Federal e aos municípios para fins de controle de doenças imunopreveníveis. [Acesso 24 mai 2012]. Disponível em: http://portal. saude. gov.br/portal/arquivos/pdf/inst_01_2004.pdf.

27. Brasil. Instrução Normativa no 02, de 22 de novembro de 2005. Regulamenta as atividades da vigilância epidemiológica com relação à coleta, fluxo e a periodicidade de envio de dados da notificação compulsória de doenças por meio do Sistema de Informação de Agravos de Notificação — SINAN. [Acesso 24 mai 2012]. Disponível em: http://bvsms.saude.gov.br/bvs/saudelegis/.../2005/int0002_22_11_2005.

28. Brasil. Ministério da Saúde. Secretaria de Vigilância à Saúde. Secretaria de Atenção à Saúde. Diretrizes Nacionais da Vigilância em Saúde. Série F. Comunicação e Educação em Saúde. Série Pactos pela Saúde. Brasília (DF), 2010.

29. Champagne F, Contandriopoulos AP. Elementos de arquitetura dos sistemas de avaliação do desempenho dos serviços de saúde. In: Contandriopoulos AP, Hartz Z, Gerbier M, Nguyen A. Organizadores. Saúde e Cidadania: As experiências do Brasil e do Quebec. Campinas: Saberes Editora, 2010: 297-340.

30. Penna MLF. Condição marcadora e evento sentinela na avaliação de serviços de saúde [Texto elaborado para a bibliografia básica do Projeto GERUS]. In: Projeto GERUS. Desenvolvimento Gerencial de Unidades Básicas de Saúde do Distrito Sanitário. Brasília (DF): Fundação Nacional de Saúde, 1995: 121-8.

31. Kessner DM, Kalk CD, Singer J. Assessing Health Quality – The case for Tracers. N Engl J Med. 1973; 288(4):189-94.

32. Rutstein DD, Berenberg W, Chalmers TC, Child CG, Fishman AP, Perrin EB. Measuring the Quality of Medical Care: A Clinical Method. N Engl J Med. 1976; 294(11):582-8.

33. Champagne F, Contandriopoulos A, Ste-Marie G, Moreault M, Crevier D, Prophète F, Tobal AMM, Marques AM, Dobashi BF, Gonçalves CCM, Rohde EB, Cupertino F, Ferreira MC, Souto RMA, Queiroz RP, Lahdo V, Silva WA. Avaliação Global e Integrada do Desempenho de Hospitais do Mato Grosso do Sul. Unité Santé Internationale. Institut de Recherche en Santé Publique. Université de Montréal. Nota Técnica, 2012.

# 3 Avaliação do Desempenho da Vigilância Epidemiológica nas Regiões de Saúde em Pernambuco

Monik Silva Duarte
Juliana Martins Barbosa da Silva Costa
Eronildo Felisberto
Khaled Azevedo Nour Almahnoud

## INTRODUÇÃO

O Sistema Nacional de Vigilância em Saúde (SNVS) constitui-se em um subsistema do Sistema Único de Saúde (SUS), o qual se configurou a partir de um contexto de importantes mudanças institucionais e políticas, como a institucionalização do SUS e a estruturação do financiamento das ações de vigilância e controle de doenças, em 1988, a criação do Centro Nacional de Epidemiologia (CENEPI), em 1990, e mais recentemente, em 2003, com a criação da Secretaria de Vigilância em Saúde (SVS) do Ministério da Saúde[1,2].

O SNVS tem como objetivo analisar a situação de saúde da população e articula-se em um conjunto de ações que se destinam a controlar determinantes, riscos e danos à saúde da população. Abrange ações de vigilância, promoção, prevenção e controle de doenças e agravos à saúde e está dividido em cinco componentes: vigilância sanitária, vigilância ambiental, saúde do trabalhador, vigilância da situação de saúde e vigilância epidemiológica[1-3].

A vigilância epidemiológica (VE) é composta pela vigilância das doenças transmissíveis e das doenças e agravos não transmissíveis (DANT). Ao longo dos anos, a VE apresentou transformações importantes em seu conteúdo, em seus saberes e em suas práticas da saúde pública. No contexto atual, tem por objetivo "proporcionar o conhecimento, a detecção ou prevenção de qualquer mudança nos fatores determinantes e condicionantes de saúde individual ou coletiva, com a finalidade de recomendar e adotar as medidas de prevenção e controle das doenças ou agravos", além de fornecer informações/orientações técnicas atualizadas e oportunas que auxiliem a tomada de decisões[4].

Para que as ações da VE possam efetivar-se, diante desse contexto e conceito, muitas mudanças e readequações legais e operativas ocorreram, principalmente em virtude da necessidade de adequação às diretrizes de descentralização, regionalização e hierarquização no SUS[1]. Entre essas conformações se destacam a publicação da Norma Operacional Básica (NOB-SUS 01/96) que garantiu o repasse fundo a fundo de recursos para ações exclusivas de vigilância e controle das doenças e a publicação da Portaria Ministerial 1.399, de 1999, que impulsionou o processo de descentralização da VE ao regulamentar as responsabilidades, as competências e o financiamento entre a União, os estados e os municípios[5].

Em linhas gerais, na descentralização da VE, cabe à União o lançamento das normas gerais para o setor; aos estados, a coordenação, a avaliação e a intermediação das normas elaboradas pela União; aos municípios, a execução de maneira adequada às suas condições e prioridades locais. Já com relação ao financiamento, os recursos são transferidos fundo a fundo para as secretarias estaduais e municipais de saúde, que têm autonomia técnica, administrativa e financeira para o desenvolvimento de suas funções[6,7].

A descentralização da gestão da VE esteve atrelada aos intensos processos de implementação do próprio sistema de saúde que contempla reformulações institucionais, mudanças no financiamento da saúde e publicações de normas e portarias[8].

Em 2011, com a promulgação do Decreto Federal 7.508, que regulamenta alguns aspectos da Lei 8.080/90, as ações de VE foram incluídas no Contrato Organizativo das Ações Públicas de Saúde (COAP), que propõe um novo modelo de relação interfederativa, o que possibilitou maiores organização e integração das ações e serviços de saúde da rede regionalizada e hierarquizada nas Regiões de Saúde, com definições de responsabilidades, indicadores e metas, critérios de avaliação de desempenho e recursos financeiros que serão disponibilizados por cada ente federativo[9,10]. As regiões de saúde, conforme esse decreto, configuram-se como espaço geográfico contínuo, constituído por agrupamento de municípios limítrofes, delimitado a partir de identidades culturais, econômicas e sociais e de redes de comunicação e infraestrutura de transportes compartilhadas com a finalidade de integrar a organização, o planejamento e a execução de ações e serviços de saúde. Essas regiões foram instituídas pelos estados, em articulação com os municípios, respeitadas as diretrizes gerais pactuadas na Comissão Intergestores Tripartite (CIT)[10].

Nesse processo de regionalização, Guimarães[11] alerta para que a proposta não se transforme apenas em uma unidade espacial de intervenção e controle do Estado, mas que possa provocar avanços na organização dos serviços de saúde com a conformação de redes hierarquizadas de serviços, com o estabelecimento de mecanismos e fluxos de referência e contrarreferência intermunicipal, cujo objetivo seja garantir a integralidade da assistência e do acesso da população aos serviços e ações de saúde de acordo com suas necessidades. Já Souza[12] destaca como um dos pontos que visam contribuir para o processo de regionalização em saúde o fortalecimento da capacidade gestora do SUS por meio da instrumentalização dos gestores estaduais e municipais com o aprimoramento de funções como planejamento/programação, regulação, controle e avaliação.

Para Hartz e Ferrinno[13] a avaliação revela-se como uma das melhores alternativas para a obtenção de informações sobre a efetividade de um sistema de saúde, pois racionaliza em sua prática essencial as atividades e as decisões em matéria de alocação de recursos.

Um dos tipos de avaliação que têm se destacado nas instituições, organizações e sistemas em todo o mundo nos últimos 15 anos é a avaliação de desempenho. Embora não haja concordância metodológica em como medi-lo e avaliá-lo, o desempenho na maioria de suas definições é vinculado ao cumprimento de objetivos e funções das organizações[14].

O tema do desempenho organizacional no setor saúde ainda apresenta pouco consenso sobre suas definições, havendo vários modelos explicativos. Independentemente da escolha do modelo, como sugerem Viacava et al.[15], o importante é que sua construção metodológica esteja alinhada com os princípios, valores, metas, atores e objetivos dos sistemas ou serviços de saúde que se deseja avaliar, pois esses embasam a escolha das dimensões da avaliação de desempenho.

Na área da saúde, a avaliação de desempenho não é uma tarefa fácil, uma vez que os ambientes político, jurídico e financeiro são complexos e pluralistas, e por isso os modelos multidimensionais são interessantes e relevantes para a exploração desse campo[16,17].

Reconhecendo também a contingência e a complexidade das ações da VE nas organizações de saúde, foi proposto conhecer/avaliar seu desempenho nas 12 Regiões de Saúde do estado de Pernambuco.

## PERCURSO METODOLÓGICO

Realizou-se uma pesquisa avaliativa do desempenho da VE nas Regiões de Saúde de Pernambuco no ano de 2012. Nesse ano, o estado apresentava uma população de 8.931.028 habitantes[18], distribuída em 184 municípios e um distrito estadual (Fernando de Noronha), que compõem 12 Regiões de Saúde (Figura 3.1). Cada uma das regiões é responsável por determinado território que atua de maneira mais localizada no apoio técnico e administrativo aos municípios adstritos.

O Quadro 3.1 apresenta as funções e definições das dimensões selecionadas para o modelo integrador da VE em – âmbito regional.

Para delimitação do objeto de estudo, foi construído o modelo lógico (ML) da VE em âmbito regional com base em portarias/decretos ministeriais e estaduais[19-21], notas técnicas e consultas a informantes-chave que atuam em sua regulamentação, normatização e operacionalização (Figura 3.2).

A partir dos componentes do ML, adaptou-se o modelo EGIPSS (veja o Capítulo 1) à realidade da VE regional. Como produto dessa adaptação, obteve-se o modelo integrador da VE regional (Figura 3.3 e Quadro 3.2), a partir do qual foi elaborada a matriz de julgamento do desempenho. Nesta se encontram descritas as funções (4) da VE regional, as dimensões (8) e os indicadores (51), além dos parâmetros, a fonte de verificação e a pontuação esperada (Tabela 3.1). A pontuação máxima para cada função foi de 25 pontos, os quais foram distribuídos por indicadores de acordo com as portarias e normas que regem a VE, como também com seu grau de importância para o desempenho da VE regional.

Os dados primários foram coletados nos meses de junho e julho de 2013 por meio de entrevistas com os 12 coordenadores de vigilância em saúde das regiões do estado. Os dados secundários foram coletados dos sistemas de informação sobre mortalidade (SIM), sobre nascidos vivos

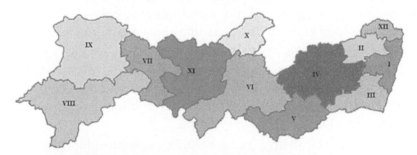

**Figura 3.1** Regiões de Saúde do estado de Pernambuco em 2012.
Fonte: Secretaria Estadual de Saúde de Pernambuco.

**Quadro 3.1** Funções e definições das dimensões escolhidas para o modelo integrador da vigilância epidemiológica em âmbito regional

| Função | Dimensões | Definições |
|---|---|---|
| Adaptação | Aquisição de recursos | Capacidade de obter recursos monetários, físicos e humanos |
| | Adaptação às necessidades da população | Os recursos e a estruturação do sistema se adaptam às necessidades da população |
| Alcance de metas | Efetividade | Resultados de saúde atribuíveis aos serviços do sistema |
| | Equidade | Responsabilidade coletiva em função das necessidades e prioridades entre indivíduos, grupos e regiões |
| Produção | Produtividade | Otimização da produção em função dos recursos |
| | Qualidade | Conjunto de atributos do processo que favorece o melhor resultado possível, tal como definido com relação aos conhecimentos, à tecnologia, às expectativas e às normas sociais |
| Manutenção de valores | Contexto organizacional | Sistema comum de referência, possibilitando aos atores cooperarem para realizar de maneira efetiva o projeto coletivo no qual estão implicados |

Fonte: Próprio autor.

(SINASC) e sobre agravos de notificação (Sinan) da Secretaria Estadual de Saúde de Pernambuco (SES/PE), referentes ao ano de 2012, por ter sido o último ano que apresentou os bancos de dados "fechados", passíveis de análise epidemiológica.

O processo de análise ocorreu em duas etapas, a primeira das quais foi denominada normativa, com dois níveis de análise. No primeiro nível houve a análise e classificação do desempenho das funções e dimensões do modelo integrador da VE regional. Para tanto foi calculado cada indicador, verificado o grau de alcance em relação ao padrão estipulado e distribuída a pontuação obtida. Posteriormente, calculou-se o desempenho de cada função/dimensão do modelo por meio da seguinte fórmula: somatório dos pontos obtidos dividido pelo somatório dos pontos esperados multiplicados por 100. No segundo nível, buscou-se analisar e classificar o desempenho global das regionais. O cálculo foi realizado a partir da média do desempenho e do desvio padrão das funções encontradas no primeiro nível.

A partir dos escores obtidos, procedeu-se à classificação do desempenho, que tomou por base o estudo de Champagne *et al*.22 e foi definido como elevado (≥ 80%), bom (79% a 65%), regular (64% a 50%) e baixo (< 49%).

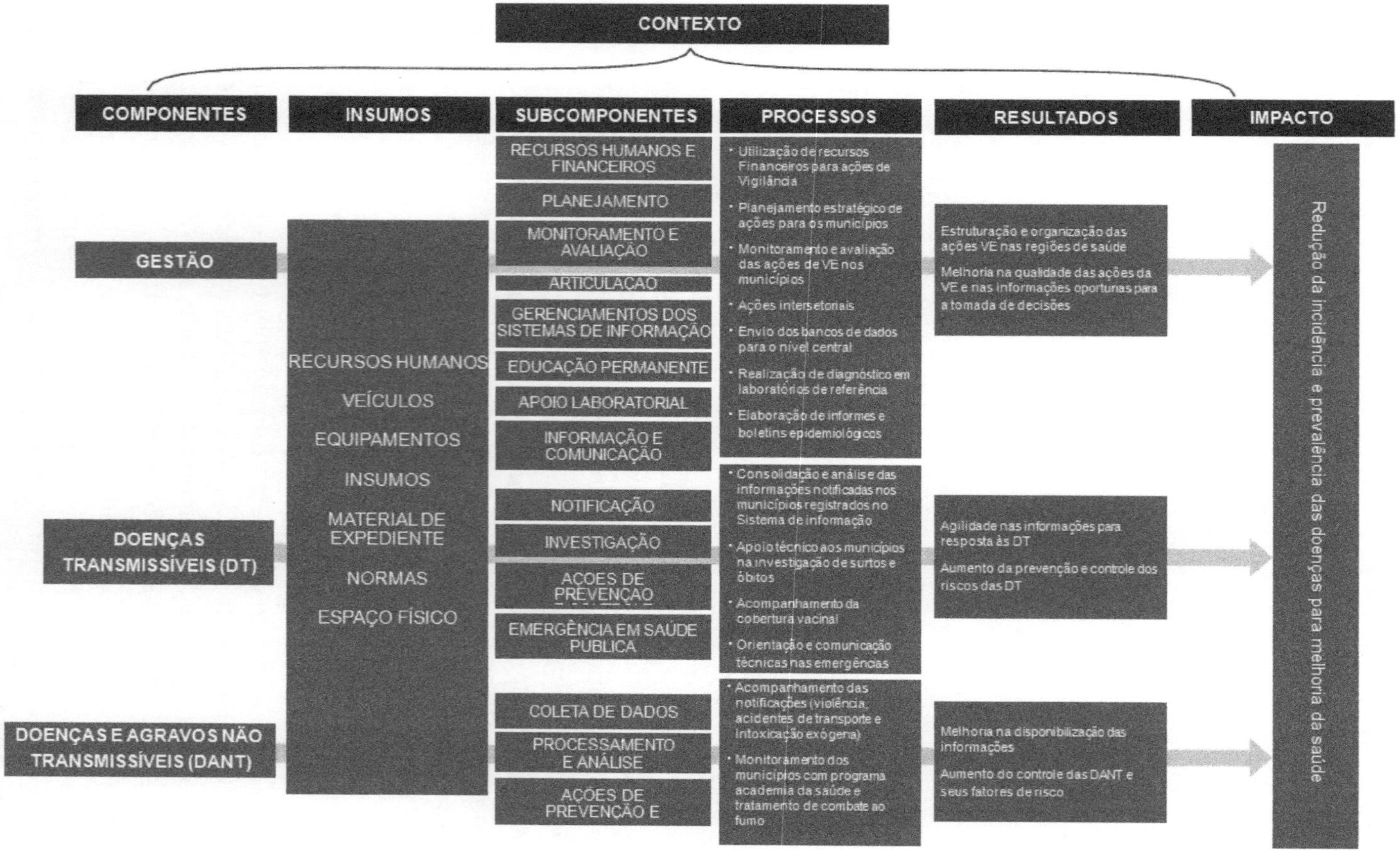

**Figura 3.2** Modelo lógico da vigilância epidemiológica regional (Pernambuco, 2012).

## Capítulo 3 – Avaliação do Desempenho da Vigilância Epidemiológica nas Regiões de Saúde em Pernambuco

**Quadro 3.2** Componentes da matriz de julgamento do desempenho do modelo integrador da vigilância epidemiológica regional

| Função | Dimensões | Critérios | Indicadores | Parâmetros | Fonte de verificação | Pontuação máxima |
|---|---|---|---|---|---|---|
| ADAPTAÇÃO | Aquisição dos recursos | Financeiros | Percentual de recursos utilizados nas ações de VE da regional | ≥ 50% | EIC | 1 |
| | | Humanos | Número de técnicos de nível superior | 3 técnicos NS | EIC | 2 |
| | | | Número de técnicos de nível médio | 4 técnicos NM | EIC | 2 |
| | | | Considera o RH suficiente em quantidade e qualidade | Sim | EIC | 2 |
| | | | Número de técnicos com carga horária de 40h | 3 técnicos | EIC | 2 |
| | | Físicos e materiais | Número de veículos existentes | 4 veículos | EIC; OD | 1 |
| | | | Número de computadores existentes | 5 computadores | EIC; OD | 1 |
| | | | Número de impressoras existentes | 2 impressoras | EIC; OD | 1 |
| | | | Número de pontos de internet | 5 pontos | EIC; OD | 1 |
| | | | Número de ramais na VE | 2 ramais | EIC; OD | 1 |
| | | | Número de aparelho de fax na VE | 1 fax | EIC; OD | 1 |
| | | | Número de laboratórios de referências na regional | 4 lab. regionais | EIC; OD | 1 |
| | Adaptação às necessidades da população | Identificação de necessidades | Número de mecanismos de identificação das necessidades da população | Sim | EIC | 1 |
| | | | Conhecimento sobre normas/portarias da VE utilizadas pela regional | Sim | EIC | 1 |
| | | Articulação | Número de ações em conjunto com a Vigilância Sanitária e Ambiental | 3 ações | EIC | 1 |
| | | | Número de ações em conjunto com a Atenção Básica | 3 ações | EIC | 1 |
| | | | Construção do Plano de Contingência da Dengue Regional | Sim | EIC | 1 |

(Continua)

**Quadro 3.2** Componentes da matriz de julgamento do desempenho do modelo integrador da vigilância epidemiológica regional (continuação)

| Função | Dimensões | Critérios | Indicadores | Parâmetros | Fonte de verificação | Pontuação máxima |
|---|---|---|---|---|---|---|
| ADAPTAÇÃO | Adaptação às necessidades da população | Articulação | Existência de Comitê Regional em funcionamento para investigação e discussão sobre óbito materno | 1 comitê | EIC | 1 |
| | | | Existência de Comitê Regional em funcionamento para investigação e discussão sobre óbito infantil | 1 comitê | EIC | 1 |
| | Inovação e transformação | Emergências em saúde pública | Número de ações coordenadas em resposta às emergências de saúde pública de importância municipal | 5 ações | EIC | 2 |
| ALCANCE DE METAS | Efetividade | Notificação | Percentual de municípios com notificações de DNC encerradas oportunamente | ≥ 80% | Sinan | 3 |
| | | | Percentual de municípios com o envio regular do SIM, SINASC e Sinan | 100% | EIC | 3 |
| | | | Número de municípios com a notificação em unidades sentinelas para violência doméstica, sexual e/ou outras | 12 notificações | Sinan | 3 |
| | | Investigação | Percentual de municípios com investigação epidemiológica do óbito infantil em tempo oportuno | 100% | EIC | 3 |
| | | | Percentual de municípios com investigação epidemiológica do óbito materno em tempo oportuno | 100% | EIC | 3 |
| | | Ações de prevenção e controle | Percentual de cobertura vacinal da tetravalente | ≥ 95% | EIC | 3 |
| | | | Número de municípios com programas da Academia da Saúde | ≥ 2 municípios | EIC | 2 |
| | | | Número de unidades de saúde com referência para tratamento de Combate ao Fumo | 1 município de referência | EIC | 2 |
| | Equidade | Supervisão/apoio | Percentual de municípios supervisionados/ apoiados tecnicamente nas ações de VE na regional | 100% | EIC, Doc | 3 |

(Continua)

## Capítulo 3 – Avaliação do Desempenho da Vigilância Epidemiológica nas Regiões de Saúde em Pernambuco

**Quadro 3.2** Componentes da matriz de julgamento do desempenho do modelo integrador da vigilância epidemiológica regional (continuação)

| Função | Dimensões | Critérios | Indicadores | Parâmetros | Fonte de verificação | Pontuação máxima |
|---|---|---|---|---|---|---|
| PRODUÇÃO | | Coleta de dados | Percentual de cobertura do SIM na regional | ≥ 90% | SIM | 2 |
| | | | Percentual de cobertura do SINASC na regional | ≥ 95% | Sinasc | 2 |
| | | | Percentual de municípios que notificaram pelo menos um caso de hepatite (B ou C) | ≥ 45% | Sinan | 2 |
| | | | Percentual de municípios que notificaram pelo menos um caso de sífilis congênita | ≥ 45% | Sinan | 2 |
| | | Informação e comunicação | Número de informes/boletins epidemiológicos produzidos pela regional | 2 por ano | EIC, Doc | 1 |
| | | | Percentual de reuniões da Comissão Intergestora com discussão de temas da VS | ≥ 90% Regional com | EIC, Doc | 1 |
| | | Metas e ações | Percentual de municípios com pelo menos 90% de casos notificados de hanseníase igual ao esperado | ≥ 90% | Sinan | 2 |
| | | | Percentual de municípios que obtiveram ≥75% de cura dos casos novos de TB pulmonar bacilífera | ≥ 50% | Sinan | 2 |
| | | Qualificação profissional | Nº de técnicos de nível SUPERIOR com especialização ou com curso básico de VE nos últimos 2 anos | 2 técnicos | EIC, Doc | 1 |
| | | Sistema de informação | Número de análise de completitude, duplicidade e inconsistente do SIM, SINASC e Sinan | 3 sistemas analisados | EIC, Doc | 2 |
| | | | Percentual de municípios com pelo menos 90% de causas de óbito definidas | ≥ 90% | SIM | 2 |
| | | Monitoramento e avaliação | Realiza monitoramento e avaliação das ações de VE na regional | Sim | EIC, Doc | 2 |
| | | | Número de instrumento que oriente o monitoramento e a avaliação das ações de VE realizadas na regional | 1 instrumento | EIC, Doc | 2 |
| | | | Reuniões realizadas com os municípios para discussão dos resultados do monitoramento e avaliação das ações de VE | Sim | EIC, Doc | 2 |

(Continua)

**Quadro 3.2** Componentes da matriz de julgamento do desempenho do modelo integrador da vigilância epidemiológica regional (continuação)

| Função | Dimensões | Critérios | Indicadores | Parâmetros | Fonte de verificação | Pontuação máxima |
|---|---|---|---|---|---|---|
| MANUTENÇÃO DE VALORES | | Ambiente de trabalho | Existe estímulo na organização para promoção de cargos | Sim | EIC | 3 |
| | | | Existe apoio da equipe do setor para resolver dificuldades na execução das ações de VE na regional | Sim | EIC | 3 |
| | | Participação e comunicação interna | Número de pessoas envolvidas em um novo projeto/plano no setor da VE da regional | 3 | EIC, Doc | 3 |
| | | | Percentual de informação produzida no setor da VE e compartilhada com todos os profissionais | 100% VE | EIC | 3 |
| | | Organização interna | Existem documentos descrevendo as atividades/funções desenvolvidas pelos profissionais da VE na regional | Sim | EIC, Doc | 4 |
| | | Produção de conhecimento | Número de eventos científicos em que os técnicos da VE da GERES participaram | 1/evento | EIC | 3 |
| | | | Número de trabalhos/pesquisa científica em que técnicos da VE da GERES participaram | 1/pesquisa ou os trabalho | EIC | 3 |
| | | | Número de parcerias realizadas pela GERES com instituições de ensino e pesquisa para o fortalecimento das ações de VE | 1 parceria | EIC | 3 |

EIC: entrevista com informante-chave; OD: observação direta; Doc: documentos.

# Capítulo 3 – Avaliação do Desempenho da Vigilância Epidemiológica nas Regiões de Saúde em Pernambuco

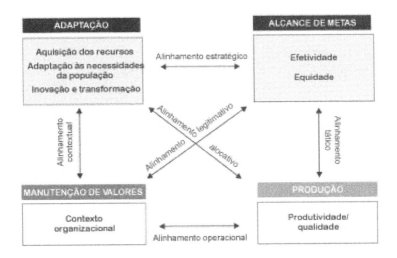

**Figura 3.3** Modelo integrador da vigilância epidemiológica regional adaptado do Modelo de Avaliação Global e Integral do Desempenho de Sistemas de Saúde (EGIPSS).

**Tabela 3.1** Município-sede, municípios de abrangência e população das Regiões de Saúde do estado de Pernambuco em 2012

| Regiões | Município-sede | Número de municípios | População |
|---|---|---|---|
| I | Recife | 20 | 3.964.806 |
| II | Limoeiro | 20 | 573.337 |
| III | Palmares | 22 | 582.870 |
| IV | Caruaru | 32 | 1.266.476 |
| V | Garanhuns | 21 | 518.427 |
| VI | Arcoverde | 13 | 390.913 |
| VII | Salgueiro | 7 | 140.295 |
| VIII | Petrolina | 7 | 448.780 |
| IX | Ouricuri | 11 | 332.530 |
| X | Afogados da Ingazeira | 12 | 182.015 |
| XI | Serra Talhada | 10 | 226.493 |
| XII | Goiana | 10 | 304.086 |
| PE | – | 185 | 8.931.028 |

Fonte: Secretaria Estadual de Saúde de Pernambuco.

A segunda etapa, designada de análise relacional, descreve a relação e influência mútua da função que apresentou o pior desempenho na etapa normativa com as demais funções do modelo.

O projeto foi aprovado pelo Comitê de Ética e Pesquisa do Instituto de Medicina Integral Professor Fernando Figueira (IMIP) sob o Parecer 3.596-13.

## RESULTADOS

Entre as quatro funções do modelo integrador da VE regional nas 12 Regiões de Saúde, a que obteve melhor desempenho foi a função adaptação, com um escore classificado como bom (71,9%), seguida pelas funções produção (62,8%) e atingir metas (58,0%), consideradas com desempenho regular, e a função manutenção de valores (48,3%), com baixo desempenho (Tabela 3.2).

Na função adaptação, destacam-se as dimensões inovação e transformação, bem como adaptação às necessidades da população, ambas com desempenho elevado, enquanto a dimensão aquisição de recursos apresentou bom desempenho. Houve diferenças entre as regiões: a II e a VIII apresentaram desempenho elevado; as regiões I, III, IV, VI, VII e X obtiveram bom desempenho; e as regiões V, IX, XI e XII, desempenho regular (Tabela 3.2).

Quanto à função alcance de metas, a dimensão equidade apresentou desempenho elevado em todas as regiões. Por outro lado, a dimensão eficácia mostrou-se como uma das mais problemáticas, revelando um desempenho regular nas regiões III, IV, VII, X, XI e XII e um desempenho baixo nas regiões I, II, V, VI, VIII e IX (Tabela 3.2).

As dimensões produtividade e qualidade da função produção exibem uma situação semelhante (desempenho regular) quanto à classificação nas regiões. Nessas, observa-se um destaque para desempenho elevado para a produtividade na IV região, um bom desempenho nas regiões III, VI, VIII e XI e um desempenho regular nas regiões I, II, V, VII, IX, X e XII. Para a dimensão qualidade foi registrada a mesma proporção de regiões por resultado, com desempenho elevado nas regiões III, IV, X e XI, desempenho regular nas regiões I, II, VII e VIII e desempenho baixo nas regiões V, VI, IX e XII.

A função manutenção de valores apresentou o pior desempenho no geral entre as regiões. As regiões I, III, IV, VII, VIII e X tiveram desempenho regular e as II, V, VI, IX, XI e XII registraram baixo desempenho na dimensão contexto organizacional (Tabela 3.2).

No que se refere à análise global dos resultados, observa-se que nenhuma região apresentou desempenho elevado. Apenas quatro (III, IV, VII e VIII) revelaram bom desempenho, seis (I, II, VI, X, XI e XII) obtiveram desempenho regular e duas (V e IX) baixo, ficando a média das regiões com desempenho regular (Tabela 3.2).

**Tabela 3.2** Classificação do desempenho global por função e dimensões das Regiões de Saúde (Pernambuco, 2012)

| Dimensões | Aquisição de recursos | | Adaptação às necessidades da população | | Inovação e transformação | | A* | | Efetividade | | Equidade | | M* | | Produtividade | | Qualidade | | P* | | Contexto organizacional | | V* | | DG** | DP*** |
|---|---|---|---|---|---|---|---|---|---|---|---|---|---|---|---|---|---|---|---|---|---|---|---|---|---|---|
| Pontuação máxima | 16 | | 7 | | 2 | | 25 | | 22 | | 3 | | 25 | | 14 | | 11 | | 25 | | 25 | | 25 | | | |
| | N | % | N | % | N | % | % | | N | % | N | % | % | | N | % | N | % | % | | N | % | % | | | |
| **Região de Saúde** | | | | | | | | | | | | | | | | | | | | | | | | | | |
| I | 10,0 | 62,5 | 6,0 | 85,7 | 2,0 | 100,0 | 72,0 | | 10,0 | 45,5 | 3,0 | 100,0 | 52,0 | | 8,0 | 57,1 | 6,0 | 54,5 | 56,0 | | 13,0 | 52,0 | 52,0 | | 58,0 | 9,5 |
| II | 13,5 | 84,4 | 7,0 | 100,0 | 2,0 | 100,0 | 90,0 | | 12,0 | 48,0 | 3,0 | 100,0 | 60,0 | | 8,0 | 57,1 | 6,0 | 54,5 | 56,0 | | 11,0 | 44,0 | 44,0 | | 62,5 | 19,6 |
| III | 12,5 | 78,1 | 5,0 | 71,4 | 2,0 | 100,0 | 78,0 | | 11,0 | 50,0 | 3,0 | 100,0 | 56,0 | | 10,5 | 75,0 | 10,0 | 90,9 | 82,0 | | 15,0 | 60,0 | 60,0 | | 69,0 | 12,9 |
| IV | 12,5 | 78,1 | 6,0 | 85,7 | 1,0 | 50,0 | 78,0 | | 13,0 | 59,1 | 3,0 | 100,0 | 64,0 | | 11,5 | 80,7 | 10,0 | 90,9 | 86,0 | | 15,0 | 64,0 | 64,0 | | 73,0 | 10,9 |
| V | 9,0 | 56,3 | 5,0 | 71,4 | 2,0 | 100,0 | 64,0 | | 10,0 | 45,5 | 3,0 | 100,0 | 52,0 | | 7,5 | 53,6 | 5,0 | 45,5 | 42,0 | | 9,0 | 36,0 | 36,0 | | 48,5 | 12,3 |
| VI | 11,3 | 70,6 | 7,0 | 100,0 | 1,0 | 50,0 | 68,0 | | 10,0 | 45,5 | 3,0 | 100,0 | 52,0 | | 9,5 | 67,9 | 3,0 | 27,3 | 38,0 | | 9,0 | 36,0 | 36,0 | | 53,5 | 13,4 |
| VII | 10,0 | 62,5 | 7,0 | 100,0 | 2,0 | 100,0 | 76,0 | | 14,0 | 63,6 | 3,0 | 100,0 | 68,0 | | 8,0 | 57,1 | 7,0 | 63,6 | 68,0 | | 14,0 | 56,0 | 56,0 | | 67,0 | 8,2 |
| VIII | 14,0 | 87,5 | 5,5 | 78,6 | 2,0 | 100,0 | 88,0 | | 9,0 | 40,9 | 3,0 | 100,0 | 48,0 | | 9,5 | 67,9 | 6,0 | 54,5 | 62,0 | | 16,0 | 64,0 | 64,0 | | 65,0 | 15,7 |
| IX | 8,0 | 50,0 | 4,5 | 64,3 | 2,0 | 100,0 | 58,0 | | 10,0 | 45,5 | 3,0 | 100,0 | 52,0 | | 9,0 | 64,3 | 4,0 | 36,4 | 52,0 | | 6,0 | 24,0 | 24,0 | | 46,5 | 11,3 |
| X | 10,0 | 62,5 | 6,0 | 100,0 | 1,0 | 50,0 | 68,0 | | 12,0 | 54,5 | 3,0 | 100,0 | 60,0 | | 7,5 | 53,6 | 9,0 | 81,8 | 62,0 | | 15,0 | 60,0 | 60,0 | | 62,5 | 3,8 |
| XI | 10,0 | 62,5 | 5,0 | 71,4 | 1,0 | 50,0 | 64,0 | | 14,0 | 63,6 | 3,0 | 100,0 | 68,0 | | 10,0 | 71,4 | 9,0 | 81,8 | 76,0 | | 11,0 | 44,0 | 44,0 | | 63,0 | 13,6 |
| XII | 7,5 | 55,6 | 3,5 | 70,0 | 2,0 | 100,0 | 52,0 | | 13,0 | 59,1 | 3,0 | 100,0 | 64,0 | | 8,5 | 60,7 | 4,0 | 36,4 | 50,0 | | 10,0 | 40,0 | 40,0 | | 51,5 | 9,8 |
| **Regiões** | 128,3 | 66,8 | 67,5 | 80,4 | 20,0 | 83,3 | 71,9 | | 138,0 | 52,3 | 3,0 | 100,0 | 58,0 | | 107,5 | 63,9 | 81,0 | 61,4 | 62,8 | | 144,0 | 48,0 | 48,3 | | 60,3 | 9,8 |

*Funções: A – adaptação; M – metas; P – produção; V – manutenção de valores.
**DG: desempenho global.
***DP: desvio padrão.

⬆ Elevado ≥80,0%   ➚ Bom ≥65,0%   ➘ Regular ≥50,0%   ⬇ Baixo ≤49,0%

O resultado da etapa normativa reflete-se diretamente na segunda etapa, a análise relacional, com a seleção da função de baixo desempenho, no caso a função (manutenção de valores), para análise das relações e influências mútuas nas demais funções (Figura 3.4).

Na análise relacional, observa-se que, apesar do bom desempenho da função adaptação, ou seja, um ambiente favorável para as regiões obterem e utilizarem os recursos (financeiros, físicos, humanos e materiais), identificarem as necessidades da população, se articularem e inovarem, nota-se que a influência da função manutenção de valores em contextos organizacionais adversos no que se refere ao ambiente de trabalho, à organização e comunicação internas e o baixo incentivo para a produção de conhecimento podem comprometer o desempenho no alcance de seus resultados (produção) e objetivos (alcance de metas) quanto a elementos como notificação, investigação, monitoramento, promoção e controle dos agravos.

Do mesmo modo, pode-se questionar se a utilização incorreta de ferramentas (sistemas de informação, investigação epidemiológica, monitoramento e avaliação, qualificação profissional) nas funções produção e atingir metas, mesmo com uma estrutura básica (adaptação) adequada, poderia estar comprometendo o contexto organizacional.

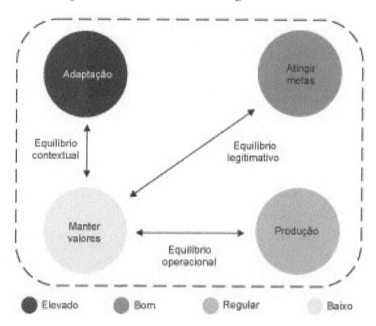

**Figura 3.4** Análise relacional mútua da função com baixo desempenho (manutenção de valores) nas demais funções do modelo integrador da VE regional.

## DISCUSSÃO

A avaliação do desempenho, analisado a partir do prisma de um modelo multidimensional, tornou possível revelar diferenças entre as Regiões de Saúde nas funções, nas dimensões e no desempenho global.

Entre essas diferenças, se destacaram: o bom desempenho da função adaptação, que envolve a ideia de gerenciamento de recursos e se aproxima dos resultados de Santos[8], o qual revela que os municípios com melhor capacidade de gestão são aqueles cujo gestor tem maior potencial de operar seus recursos, somado à sua capacidade de controlar, negociar e articular. Entre as dimensões sobressaíram inovação e transformação e equidade. A primeira aborda as ações coordenadas para respostas rápidas em emergências de saúde pública, e a segunda, o apoio técnico das regiões aos municípios. Para a efetividade dessas ações nas regiões, sugerem-se a forte e qualificada presença do Centro de Informações Estratégicas da Vigilância em Saúde (CIEVS) no estado, cujos objetivos são gerenciar, coordenar e apoiar as respostas desenvolvidas nas situações de emergência em saúde pública, e a imputação dos objetivos das regiões de saúde, ou seja, atuar de forma mais localizada no apoio, coordenação e supervisão dos municípios.

No que se refere às fragilidades, ressaltam-se as funções alcance de metas, produção e manutenção de valores, com desempenho regular e baixo, nas quais aparecem as dimensões mais problemáticas: eficácia, produtividade, qualidade e contexto organizacional. Insuficiências nos indicadores notificação, investigação, ações de prevenção e controle, sistema de informações, monitoramento e avaliação e qualificação profissional revelam que atividades de coleta de dados, processamento, análise de dados e disseminação da informação podem estar comprometendo a "informação para a ação".

Essa situação mostra a necessidade/possibilidade do aprimoramento e consolidação da descentralização das ações de VE independentemente do nível regional, municipal e até nas unidades da saúde da família (USF). Essa realidade, nas USF, foi comprovada por Bezerra et al.[23], que avaliaram a implantação das ações da VE na Estratégia da Saúde da Família do município de Recife. No que se refere ao desenvolvimento das ações da VE, considerou-se uma implantação satisfatória, mas as ações relacionadas à consolidação, análise e repasse das informações oportunas foram consideradas não implantadas.

Estudo realizado por Passos[24] sobre as ações da VE nas Unidades Básicas de Saúde de Ribeirão Preto constatou a existência de um trabalho desarticulado entre as equipes de VE do nível distrital e as equipes das

USF no tocante ao retorno das informações sobre os casos notificados, as investigações epidemiológicas e as intervenções realizadas. Villa et al.[25] ressaltam que é possível descentralizar ações de VE para as USF na medida em que se oferecem profissionais qualificados e infraestrutura compatível com suas atribuições.

Na visão macro do estudo, a análise do desempenho das funções reflete-se diretamente no desempenho global das regiões. Esta apresentou um desempenho regular para a maioria das regiões, o que pode estar espelhando a situação municipal[26,27] ou expressar a variação na capacidade gestora dos municípios e do estado, determinada por desigualdades sociais, econômicas, políticas e dos mecanismos de gestão[8]. Não se pode deixar de considerar a realidade local, o perfil epidemiológico da área, a infraestrutura disponível nos serviços, a qualificação e o envolvimento dos profissionais responsáveis pelas ações, além do contexto político, que tem influência direta nessa efetivação e que é mais forte em determinadas regiões. Considerar esses critérios é indispensável para a avaliação de sistemas regionalizados que produzam bens e serviços[28].

Apesar dos esforços e investimentos ao longo dos anos para os avanços na consolidação e aprimoramento da descentralização da VE, esta não exige apenas a transferência de responsabilidades e recursos, mas também de condições técnicas, científicas, humanas e políticas para que os municípios e Regiões de Saúde possam assumir e desenvolver a gestão da VE. Esse entendimento é reforçado com a percepção de que não adianta ampliar responsabilidades, atribuições e competências nos entes intergovernamentais, mas evitar processos marcados por problemáticas, carências e desperdícios na infraestrutura, na força e no processo de trabalho[29]. As relações observadas entre as funções do modelo integrador permitiram identificar aspectos relacionados aos valores organizacionais, os quais, muitas vezes negligenciados em órgãos públicos, podem comprometer o desempenho global. Essa é uma função importante para o desempenho, pois reúne o conjunto dos atores que devem trabalhar juntos para o objetivo comum de fornecer cuidados e serviços de qualidade[21].

Portanto, o contexto organizacional pode ter implicações nos resultados e objetivos da organização. O bom desempenho das equipes de trabalho e o impacto dos resultados dependerão muito de suas competências e vem apoiar essas premissas, pois em seu estudo se destaca a importância do contexto organizacional para o bom desempenho da implementação do Programa de Controle de Hanseníase em um município do estado do Mato Grosso. Do mesmo modo, um clima de colaboração e de responsabilidade na divisão e realização das tarefas é um importante elemento no desempenho nas organizações de saúde[17]. Esse panorama aponta para desafios específicos de minimizar a influência dessa função nas demais, possibilitando assim mudanças organizacionais e melhoria no desempenho. A utilização de um modelo multidimensional possibilitou uma ampliação na compreensão e no reconhecimento de potencialidades e fragilidades e de como essas podem influenciar as relações funcionais das organizações. Espera-se que os resultados demonstrados possam apoiar passos importantes para a reflexão e a tomada de decisões na melhoria do desempenho das Regiões de Saúde por meio de ações efetivas e sustentáveis.

## CONSIDERAÇÕES FINAIS

Este estudo avaliativo com base no modelo multidimensional EGIPSS permitiu conhecer e classificar as doze Regiões de Saúde no estado de Pernambuco quanto ao desempenho das funções e dimensões escolhidas e quanto ao desempenho global, que, na média das regiões, foi classificado como regular.

Os resultados encontrados revelaram diferenças no desempenho regional: bom para a função adaptação, regular para a função atingir metas e produção e baixo para a função manutenção de valores. Já nas dimensões, as potencialidades foram para as respostas das emergências em saúde pública e no reconhecimento das atribuições de apoio e supervisão técnica aos municípios; no tocante às fragilidades – desempenho regular e baixo – as análises apontam para o contexto organizacional, a produtividade, a qualidade e a eficácia das ações de VE regional, principalmente o contexto organizacional, pois foi considerado desfavorável, o que pode levar a interferências nos resultados e objetivos da organização.

Diante do panorama de heterogeneidades, na avaliação de desempenho é importante considerar não só as diversidades do contexto político, econômico e epidemiológico de cada Região de Saúde, como também entender que, apesar dos avanços legais e operacionais, ainda há necessidade de esforços para aprimoramento, articulação e consolidação da descentralização e regionalização das ações de VE em nível regional.

O estudo forneceu informações que podem auxiliar a reflexão, as tomadas de decisão e as novas estratégias de intervenção, o que contribui para a melhoria da qualidade das ações desenvolvidas e oferecidas à população.

## Referências

1. Paim JS. Modelos de Atenção e Vigilância da Saúde. In: Rouquayrol MZ, Almeida Filho N. Epidemiologia & Saúde. 6. ed. Rio de Janeiro: Medsi, 2003.

2. Brasil. Ministério da Saúde. Vigilância em saúde no SUS: fortalecendo a capacidade de resposta aos velhos e novos desafios. Brasília (DF): Secretaria de Vigilância em Saúde, 2006.

3. Brasil. Ministério da Saúde. Guia de vigilância epidemiológica. 7. ed. Brasília (DF): Secretaria de Vigilância em Saúde, 2009.

4. Arreaza ALV, Moraes, JC. Vigilância da Saúde: Fundamentos, Interfaces e Tendências. Ciênc Saúde Colet. 2010; 15(4):2215-28.

5. Brasil. Ministério da Saúde. Portaria no 1.399, de 15 de dezembro de 1999. Regulamenta a NOB-SUS 01/96 no que se refere às competências da União, estados, municípios e Distrito Federal, na área de epidemiologia e controle de doenças, define a sistemática de financiamento e dá outras providências. Brasília (DF), 1999.

6. Brasil. Ministério da Saúde. Diretrizes Nacionais da Vigilância em Saúde. Brasília (DF): Secretaria de Vigilância em Saúde, 2010.

7. Silva Júnior JB. Epidemiologia em Serviço: Uma avaliação de desempenho do sistema nacional de vigilância em saúde [tese]. Campinas (SP): Faculdade de Ciências Médicas, Universidade Estadual de Campinas, 2004.

8. Santos SSBS. Avaliação da gestão descentralizada da vigilância epidemiológica no estado da Bahia [tese]. Salvador (BA): Escola de Enfermagem, Universidade Federal da Bahia, 2010.

9. Oliveira RG. Qualificação de gestores do SUS. Rio de Janeiro: EAD/Ensp, 2009.

10. Brasil. Ministério da Saúde. Decreto no 7.508, de 28 de junho de 2011. Decreto regulamenta a Lei no 8.080, de 19 de setembro de 1990, para dispor sobre a organização do Sistema Único de Saúde – SUS, o planejamento da saúde, a assistência à saúde e a articulação interfederativa. Brasília (DF), 2011.

11. Guimarães RB. Regiões de saúde e escalas geográficas. Cad Saúde Pública. 2005; 21(4):1017-25.

12. Souza RR. A regionalização no contexto atual das políticas de saúde. Ciênc Saúde Colet. 2001; 6(2):451-5.

13. Hartz ZMA, Ferrinho P. Avaliação de desempenho dos sistemas de saúde: um contributo para o Plano Nacional de Saúde 2011-2016. In: A Nova Saúde Pública. A Saúde Pública da Era do Conhecimento. Lisboa: Editora Gradiva, 2011: 58-79.

14. Lahey R. The Canadian M&E System: Lessons learned from 30 years of development. Washington: WordBan, 2010: 23.

15. Viacava F, Ugá MA, Domínguez, PS, Laguardia J, Moreira RS. Uma metodologia de avaliação do desempenho do sistema de saúde brasileiro. Ciênc Saúde Colet. 2004; 9(3):711-24.

16. Contandriopoulos AP, Trottier LH, Champagne F. Improving performance: a key issue for Quebec's health and social services centers. Infotelier. 2008; 5(2):2-6.

17. Sicotte C, Champagne F, Contandriopoulos AP. Um modelo conceitual para analisar o desempenho de organizações de saúde. Health Serv Manage Res. 1998; 11:24-38.

18. IBGE. Instituto Brasileiro de Geografia e Estatística. Composição da população residente total Estudos & Pesquisas: Informação Demográfica e Socioeconômica, por sexo e grupos de idade – Brasil-1991/2010. Rio de Janeiro (RJ), 2012.

19. Brasil. Ministério da Saúde. Portaria no 3.252, de 22 de dezembro de 2009. Aprova as diretrizes para execução e financiamento das ações de Vigilância em Saúde pela União, Estados, Distrito Federal e Municípios e dá outras providências. Brasília (DF), 2009.

20. Brasil. Ministério da Saúde. Portaria no 1.378, de 22 de agosto de 2013. Regulamenta as responsabilidades e define as diretrizes para execução e financiamento das ações de Vigilância em Saúde pela União, Estados, Distrito Federal e Municípios, relativos ao Sistema Nacional de Vigilância em Saúde e Sistema Nacional de Vigilância Sanitária. Brasília (DF), 2013.

21. Pernambuco. Secretaria de Saúde do Estado de Pernambuco. Portaria no 219, de 11 de abril de 2011. Acrescenta para o estado de Pernambuco no elenco de doenças de notificação compulsória os agravos: Acidentes de transporte terrestre e intoxicação por cocaína/crack. Recife (PE), 2011.

22. Champagne F, Contandriopoulos A, Ste-Marie G et al. Avaliação Global e Integrada do Desempenho de Hospitais do Mato Grosso do Sul. Unité Santé Internationale. Institut de Recherche en Santé Publique. Université de Montréal, 2012.

23. Bezerra LCA, Freese E, Frias PG, Samico I, Almeida CKA. A vigilância epidemiológica no âmbito municipal: avaliação do grau de implantação das ações. Cad Saúde Pública. 2009; 2(4):827-39.

24. Passos IMR. "Assistir" e "vigiar" as ações de vigilância epidemiológica nas unidades básicas de saúde. Avanços e perspectivas [tese]. Ribeirão Preto: Escola de Enfermagem de Ribeirão Preto, 2003.

25. Villa TCS, Palha PF, Muniz JN, Cardozo-Gonzales RI, Pinto Neto JM, Assis MMA. A vigilância epidemiológica e a perspectiva de trabalho no território. Rev Latinoam Enferm. 2002; 10(1):21-7.

26. Carvalho MS, Marzocchi KBF. Avaliação da prática de vigilância epidemiológica nos serviços públicos de saúde no Brasil. Rev Saúde Públ. 1992; 26(2):66-74.

27. Carvalho EF, Cesse EAP, Albuquerque MIN, Albuquerque LC, Dubeux LS. Avaliação da Vigilância Epidemiológica em âmbito municipal. Rev Bras Saúde Mater Infant. 2005; 5(Supl 1):S53-S62.

28. Reis YAC, Cesse EAP, Carvalho EF. Consensos sobre o papel do gestor estadual na regionalização da assistência à saúde no Sistema Único de Saúde (SUS). Rev Bras Saúde Mater Infantil. 2010; 10(Supl 1):S157-S72.

29. Facchini LA. Desafios e potencialidades do monitoramento da gestão da vigilância em saúde no SUS. Ciênc Saúde Colet. 2013; 18(5):1217-20.

30. Lapa-Rodríguez EO, Trevizan MA, Shinyashiki GT. Reflexões conceituais sobre comprometimento organizacional e profissional no setor saúde. Rev Latinoam Enferm. 2008; 16(3):1-6.

31. Petterle GR. O contexto organizacional do Sistema Municipal de Saúde de Barra do Bugres – MT na implementação de Programa de Hanseníase [dissertação]. Mato Grosso: Instituto de Saúde Coletiva, Universidade Federal do Mato Grosso, 2006.

# 4

# Avaliação de Desempenho das Ações de Controle da Esquistossomose na Atenção Básica em Município Endêmico da Zona da Mata Pernambucana

Júlia Rafaelly de Matos Barbosa Jordão
Louisiana Regadas de Macedo Quinino
Isabella Samico

## A ESQUISTOSSOMOSE E A INTEGRAÇÃO DAS AÇÕES DE CONTROLE

A Organização Mundial da Saúde (OMS) estima que a esquistossomose acometa 200 milhões de pessoas em 74 países. No Brasil, acredita-se que essa doença comprometa a saúde de 2.500.000 a 8.000.000 de pessoas[1-7], principalmente nos estados nordestinos, em especial Alagoas, Pernambuco, Sergipe e Bahia, além do norte de Minas Gerais[8]. No país, em números globais, tem sido demonstrada a diminuição da forma grave hepatoesplênica e da mortalidade por hemorragia digestiva alta (HDA) graças aos programas de educação em saúde e ao tratamento específico com medicamentos menos tóxicos implementados nas áreas endêmicas[9].

O estado de Pernambuco é endêmico para a esquistossomose mansônica, a qual está presente em 101 municípios, com positividades que variam de 32,7% a 0,2%. A Zona da Mata é a região mais atingida, apresentando áreas com até 80% de indivíduos parasitados. A média de casos confirmados é de 10.936 ao ano, sendo o maior número de casos localizado no litoral e na Zona da Mata Norte e Sul (I, II, XII e III GERES, respectivamente) com 87,6% dos casos diagnosticados[10].

Em relação à morbimortalidade, destaca-se a persistência de formas graves da doença no estado por meio da detecção de casos de mielorradiculopatia esquistossomótica e do elevado número de óbitos, chegando a 175 óbitos/ano no período de 2000 a 2009[10]. Todavia, estudos demonstram uma redução da gravidade da esquistossomose em Pernambuco, ratificada pela diminuição do número de internações hospitalares e óbitos pela doença[11,12]. Isso não significa que a endemia esteja sob controle no estado, sendo ainda considerada um grave problema de saúde pública por se tratar de uma doença prevenível e tratável[10].

Notificações de episódios de esquistossomose aguda e de focos de vetores no litoral apontam, ainda, para uma expansão geográfica da endemia no estado, com mudanças em seu perfil clínico-epidemiológico[13] corroboradas por estudo realizado nas áreas litorâneas e na Região Metropolitana do Recife (RMR)[13,14].

As ações de controle da esquistossomose de maneira sistemática e abrangente vêm sendo adotadas desde 1976 com a criação do Programa Especial de Controle da Esquistossomose (PECE) pela Superintendência de Campanhas de Saúde Pública (SUCAM). Esse programa tinha suas ações implementadas de modo individualizado e desintegrado[15,16], fundamentado no modelo campanhista com o objetivo de combater as epidemias[17].

Em 1980 o PECE entrou na agenda do governo, tornando-se um programa de rotina do Ministério da Saúde, e a partir daí passou a ser denominado Programa de Controle da Esquistossomose (PCE), mantendo, no entanto, a mesma metodologia e o caráter centralizador[18]. No momento em que o PCE priorizou o tratamento de doentes, passou a incorporar algumas características do modelo médico-assistencial-privatista emergente na época, caracterizado por centrar-se na demanda espontânea e ser predominantemente curativo[19].

Seguindo-se à implantação do SUS no final da década de 1980, readequações legais e operativas ocorreram principalmente em razão da necessidade de adequação aos princípios da descentralização e integralidade no SUS[19]. Destacam-se a publicação da Norma Operacional Básica (NOB-SUS 01/96) que garantiu o repasse fundo a fundo de recursos para ações exclusivas de vigilância e controle das doenças[20] e a publicação da Portaria Ministerial 1.399, de 1999, que impulsionou o processo de descentralização da vigilância ao regulamentar as competências e o financiamento entre a União, os estados e os municípios na área de epidemiologia e controle de doenças[21]. Posteriormente, em 2006, com o Pacto pela Saúde e a Política Nacional de Atenção Básica, é atribuída aos municípios, como responsabilidade na gestão do SUS, a integralidade da atenção à saúde de sua população, garantindo o cumprimento desse princípio por meio de ações prestadas de maneira interdisciplinar com abordagem integral e contínua do indivíduo[22,23].

Desde sua criação, os programas de controle da esquistossomose preocuparam-se em implementar atividades a serem realizadas pelos municípios, com destaque para a delimitação epidemiológica, inquéritos coproscópicos censitários, tratamento de infectados, controle de planorbídeos, medidas de saneamento ambiental, educação em saúde, vigilância epidemiológica e a alimentação anual do Sistema de Informação sobre o PCE (SISPCE). O Ministério da Saúde recomenda que todas essas ações devam ser realizadas de modo integral e equânime e incorporadas às atividades desenvolvidas pelo Programa de Agentes Comunitários de Saúde (PACS) e pelo Programa de Saúde da Família (PSF)[24-28].

A territorialização é um dos pressupostos básicos do trabalho da Estratégia de Saúde da Família e do processo de integração das ações da vigilância com a atenção básica, pois permite a eleição de prioridades para o enfrentamento dos problemas identificados nos territórios de atuação, o que refletirá na definição das ações mais adequadas, contribuindo para o planejamento e a programação local, definindo prioridades, competências e atribuições a partir de uma situação atual reconhecida como inadequada tanto pelos técnicos como pela população, sob a óptica da qualidade de vida[26], além de favorecer o estabelecimento de relações horizontais com outros serviços adjacentes e verticais com centros de referência[28].

Nessas bases territoriais, a integração dos Agentes Comunitários de Saúde (ACS) e dos Agentes de Controle de Endemias (ACE) é fundamental para a organização dos serviços. Esses agentes constituem o principal elo entre a comunidade e os serviços de saúde, sendo corresponsáveis pelas ações e informações vindas de sua área de abrangência e, embora realizem ações comuns, há atividades específicas a cada um deles que, apesar de distintas, se complementam[28].

Em vista da necessidade de fomentar a integração entre os setores, reforçada pela Portaria 1.007, de 4 de maio de 2010[29], que estabelece apoio financeiro para regulamentar a incorporação dos ACE na atenção básica e fortalecer as ações de vigilância em saúde junto às equipes de saúde da família, e pela Portaria 3.252, de 22 de dezembro de 2009, que aprova as diretrizes para execução e financiamento das ações de vigilância em saúde[25], importa pensar em como se encontra o desempenho das ações de controle da esquistossomose na atenção básica, já que as ações de vigilância e controle de endemias são historicamente realizadas pelas equipes de vigilância em saúde na forma de programas especiais.

Em Pernambuco, a descentralização das ações de controle da esquistossomose ocorreu entre 1999 e 2000. A forma como estão sendo realizadas essas atividades após a municipalização, no entanto, tem apresentado problemas. Estudo realizado com ênfase nas ações de controle da esquistossomose[30] demonstra várias dificuldades enfrentadas pelos municípios na operacionalização dessas ações, que incluem, principalmente, a realização das atividades de controle de maneira não integral e desarticulada. Partindo dessas premissas, são apresentados, neste capítulo os resultados de um estudo que objetivou avaliar o desempenho das ações de controle da esquistossomose na atenção básica em um município situado na Zona da Mata do estado de Pernambuco.

## PERCURSO METODOLÓGICO

Trata-se de pesquisa avaliativa, que utilizou o modelo EGIPSS[31] para avaliar o desempenho das ações de controle da esquistossomose na atenção básica em um município situado na Zona da Mata do estado de Pernambuco no ano de 2013.

O município conta com uma população de 53.825 habitantes e apresenta um Índice de Desenvolvimento Humano Municipal (IDH-M) de 0,649, ocupando a 53ª posição no *ranking* estadual e a de número 3.792 no nacional[32].

No âmbito da atenção básica, o município contava, à época da realização do estudo, com 20 ESF e um Núcleo de Apoio à Saúde da Família (NASF), responsáveis pela cobertura de 100% da população.

A seleção desse município obedeceu aos seguintes critérios: pertencer à Zona da Mata norte pernambucana, não ter mudado de gestão nas eleições municipais de 2004 e 2008 (período imediatamente anterior à realização desse estudo), ter 100% de cobertura de ESF, ter prevalência superior a 50 casos/10.000 habitantes e ter o maior número de óbitos por esquistossomose da XII GERES em 2012.

### Construindo o modelo lógico das ações de controle da esquistossomose na atenção básica

O modelo lógico é entendido como "um esquema visual de como um programa deve ser implementado e quais resultados são esperados"[33].

Foi construído um modelo lógico que demonstra a dinâmica da intervenção (Figura 4.1). Para essa elaboração foram analisados os seguintes documentos: Cadernos de Atenção Básica nº 21[26]; Política Nacional da Atenção Básica[23], Diretrizes Nacionais da Vigilância em Saúde[34]; Controle da Esquistossomose – Diretrizes Técnicas[35]; Programação das Ações Prioritárias/Vigilância em Saúde 2008[36] e Portaria 1.172, de 15 de junho de 2004[37].

O eixo orientador para a elaboração do modelo lógico da integração da vigilância com a atenção básica no PCE foi a integralidade do cuidado, a partir da qual foram definidos seis componentes que orientam as ações, de caráter operacional, a serem planejadas e pactuadas localmente. São eles: território integrado, organização do processo de trabalho, planejamento e programação, promoção à saúde, educação permanente em saúde e monitoramento e avaliação. Esse modelo foi adaptado de Quinino *et al.*[11] quando, em seu estudo, elaboraram um instrumento para realização de análise de implantação do Programa de Controle da Esquistossomose. O componente território integrado tem como propósito a compatibilização do território da vigilância em saúde com a atenção básica[23,26,29].

A operacionalização da integralidade do cuidado requer a organização dos processos de trabalho, buscando integrar os vários atores envolvidos tanto na atenção básica como na vigilância em saúde. As ações aqui designadas devem integrar as atividades rotineiras de todos os componentes das equipes de atenção básica, que incluem, em diversas composições, profissionais de nível superior e de nível técnico e os agentes de saúde. Os gestores e as equipes de saúde têm de definir claramente os papéis, competências e responsabilidades de cada um desses agentes e, de acordo com a realidade local, estabelecer os fluxos de trabalho. Além disso, é fundamental o uso de protocolos assistenciais que proponham ações de promoção, prevenção, recuperação e reabilitação dirigidos aos problemas mais frequentes da população. Esses protocolos devem incluir a indicação da continuidade da atenção, sob a lógica da regionalização, e devem ser flexíveis em função do contexto local[26,29].

O planejamento e a programação são entendidos nessa proposta como uma ferramenta da gestão da vigilância em saúde e incorporam dois princípios fundamentais presentes na concepção da atenção básica: a corresponsabilidade sanitária e a participação social, que visa à adoção da intersetorialidade como estratégia fundamental na busca da integralidade da atenção[29].

A promoção da saúde estreita a relação entre a vigilância em saúde e a atenção básica em uma articulação que reforça a exigência de um movimento integrador que promove o diálogo entre as diversas áreas do setor sanitário, os outros setores do governo, o setor privado e não governamental e a sociedade. Desse modo, formam-se redes de compromisso e corresponsabilidade quanto à qualidade de vida da população em que todos são partícipes na proteção e no cuidado com a vida. A promoção da saúde visa romper com a excessiva fragmentação na abordagem do processo saúde-doença e reduzir a vulnerabilidade, os riscos e os danos[37]. A educação permanente em saúde contribui para resolver os problemas identificados no desenvolvimento das ações de integração entre a atenção básica e a vigilância em saúde no controle da esquistossomose, além de criar mecanismos de valorização do trabalho, seja por incentivos formais, seja pela cogestão, o que significa a participação dos trabalhadores no processo decisório[20,23,26,35].

O monitoramento e a avaliação possibilitam a elaboração de recomendações para o aprimoramento das ações executadas para o controle da esquistossomose, pois por meio das informações em saúde surgem condições de adotar de maneira ágil medidas de controle da doença, bem como planejar ações de promoção, proteção e recuperação da saúde, subsidiando a tomada de decisões[36].

## Elaborando a matriz de análise e julgamento do desempenho das ações de controle da esquistossomose na atenção básica

A partir do modelo lógico foi elaborada uma matriz de análise e julgamento (Quadro 4.1) que tem por finalidade identificar em qual nível de desempenho se encontra o programa/intervenção por meio da construção de indicadores a partir do que é preconizado nas normas para o controle integral da esquistossomose contido no modelo lógico. Para tanto foram construídos critérios e indicadores de desempenho, os quais foram realocados na matriz de acordo com as quatro funções e respectivas dimensões do modelo EGIPSS: adaptação, alcance de metas, produção e manutenção de valores.

Uma vez elaborados e realocados os indicadores, estabeleceram-se pontos de corte que permitiram julgar o desempenho da intervenção. De acordo com os pontos de corte adotados, atribuiu-se uma pontuação específica que foi utilizada para definir o grau de desempenho das ações de controle da esquistossomose na atenção básica.

Capítulo 4 – Avaliação de Desempenho das Ações de Controle da Esquistossomose na Atenção Básica

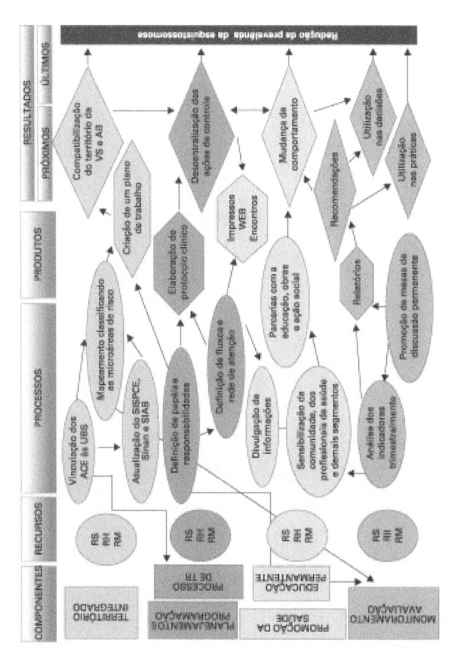

Figura 4.1 Modelo lógico das ações de controle da esquistossomose na atenção básica – Município da Zona da Mata – Pernambuco, 2013.

Quadro 4.1 Matriz de análise e julgamento do desempenho das ações de controle da esquistossomose na atenção básica – Nazaré da Mata-PE, 2013

| Função | Dimensão | Critério | Indicador/cálculo | Parâmetro | Ponto de corte |
|---|---|---|---|---|---|
| Adaptação | Inovação e transformação | Compatibilização do território da Vigilância em Saúde e Atenção Básica | Número de UBS com agentes de endemias vinculados/ total de unidades × 100 | Todos os agentes de vigilância em saúde vinculados às Unidades Básicas de Saúde/Saúde da Família | Sim = 3,75 Não = 0 |
| | | | Número de microáreas com mapeamento/total de microáreas × 100 | Mapeamento realizado com classificação das áreas de transmissão da doença por microárea na secretaria de saúde | Sim = 8,75 Não = 0 |
| | Mobilização da comunidade | Participação social para as ações de controle da esquistossomose | Existência de fluxo de assistência divulgado para a população | Fluxos de assistência divulgados para a população | Sim = 3,75 Não = 0 |
| | | | Número de capacitações realizadas para a população, incentivando a participação e o controle social sobre o tema esquistossomose | Capacitação para a população realizada pelo menos uma vez ao ano no território da ESF | 1/ano = 3,75 Nenhuma = 0 |
| | Atração de clientelas | Incentivo às ações intersetoriais | Número de ações intersetoriais (educação, saneamento, obras etc.) realizadas que propiciem o desenvolvimento integral das ações de promoção à saúde e controle desse agravo | Pelo menos uma ação intersetorial realizada por ano | 1/ano = 5 Nenhuma = 0 |
| Produção | Processo de trabalho | Papéis e responsabilidades da VS e da AB | Existência da definição de papéis e responsabilidades de todos os membros da ESF e VS no controle da esquistossomose | Papéis e responsabilidades de todos os membros das ESF definidos | Sim = 5 Não = 0 |
| | | Fluxos de assistência e redes de atenção à saúde | Existência de fluxos das redes de atenção à saúde, incluindo práticas da VS voltadas para o controle da esquistossomose | Fluxos das redes de atenção à saúde definidos | Sim = 5 Não = 0 |
| | | Sistemas de informação atualizados | Atualização das informações do SISPCE, Sinan e SIAB e utilização no planejamento das ações de controle da esquistossomose | Atualiza as informações do SISPCE, Sinan e SIAB e as utiliza no planejamento das ações de controle da esquistossomose | Sim = 5 Não = 0 |

(Continua)

## Capítulo 4 – Avaliação de Desempenho das Ações de Controle da Esquistossomose na Atenção Básica

**Quadro 4.1** Matriz de análise e julgamento do desempenho das ações de controle da esquistossomose na atenção básica – Nazaré da Mata-PE, 2013 (*continuação*)

| Função | Dimensão | Critério | Indicador/cálculo | Parâmetro | Ponto de corte |
|---|---|---|---|---|---|
| Produção | Coordenação da produção | Agendas ou planos de trabalhos integrados | Existência de agendas ou planos de trabalho que contemplem ações estratégicas voltadas à integração à melhoria do controle da esquistossomose | Presença de agendas ou planos de trabalhos na SMS | Sim = 5 Não = 0 |
| | Qualidade dos serviços | Equipe de referência para suporte técnico/tutoria | Existência de tutoria para as ESF por meio da equipe de referência da VS e profissionais da AB | Tutoria estabelecida para as ESF por meio das equipes de referência | Sim = 2,5 Não = 0 |
| | | Material didático sobre as ações de controle da esquistossomose | Existência de material didático sobre as práticas integradas de AB e VS para subsidiar os cursos de qualificação profissional voltados para o controle da esquistossomose | Material didático atualizado e utilizado nas capacitações sobre o controle da esquistossomose pelo menos uma vez ao ano | 1/ano = 2,5 Nenhuma = 0 |
| Conservação de valores | Consenso sobre os valores da intervenção | Necessidade de integração com a AB | Número de profissionais da VS e AB que consideram necessário que as ações de controle da esquistossomose sejam realizadas de forma integrada/número total de profissionais da AB × 100 | Mais de 80% dos profissionais consideram necessário que as ações de controle da esquistossomose sejam realizadas de forma integrada entre a VS e a AB | > 80% = 5 80% a 50% = 2,5 < 50% = 0 |
| | | Reconhecimento do papel da AB no controle da esquistossomose | Número de ACS que reconhecem seu papel/total de ACS × 100 | Mais de 80% dos ACS reconhecem seu papel | > 80% = 5 < 80% = 0 |
| | | | Número de profissionais de nível superior (médicos e enfermeiros) que reconhecem seu papel/total de profissionais de nível superior × 100 | Mais de 80% dos profissionais de nível superior reconhecem seu papel | > 80% = 5 < 80% = 0 |
| | Clima organizacional | Identificação de dificuldades de integração entre a VS e a AB | Número de profissionais da AB (ACS, médicos e enfermeiros) que identificam dificuldades de integração entre a VS e a AB para realização das ações de controle da esquistossomose/ número total de profissionais da AB (ACS, médicos e enfermeiros) × 100 | Menos de 25% identificam dificuldades | > 50% = 0 < 50% = 2,5 < 25% = 5 |

(Continua)

**Quadro 4.1** Matriz de análise e julgamento do desempenho das ações de controle da esquistossomose na atenção básica – Nazaré da Mata-PE, 2013 (*continuação*)

| Função | Dimensão | Critério | Indicador/cálculo | Parâmetro | Ponto de corte |
|---|---|---|---|---|---|
| Conservação de valores | Clima organizacional | Identificação de dificuldades de integração entre a VS e a AB | Número de ACE que identificam dificuldades de integração entre a VS e a AB para realização das ações de controle da esquistossomose/total de ACE × 100 | Menos de 25% identificam dificuldades | > 50% = 0<br>< 50% = 2,5<br>< 25% = 5 |
| | Efetividade | Resolubilidade da AB no controle da esquistossomose | Número de potes coletados pelos ACS/meta da PAVS × 100 | Pelo menos 80% dos potes coletados para realização do inquérito coproscópico | 80% a 100% = 5<br>< 80% = 0 |
| | | | Número de pacientes tratados/ total de doentes × 100 | 100% dos pacientes tratados pela AB | 100% = 5<br>< 100% = 0 |
| Alcance de metas | | Notificação dos casos positivos de esquistossomose pela AB | Número de notificações no PCE pela ficha 108 de casos de esquistossomose na AB | Todos os casos de esquistossomose notificados pela AB | 100% = 5<br>80% a 100% = 2,5<br>< 80% = 0 |
| | Eficácia | Controle de cura | Número de pacientes com exames para controle de cura realizados/total de doentes × 100 | 100% dos doentes com exame para controle de cura realizado | 100% = 5<br>< 100% = 0 |

UBS: Unidade Básica de Saúde; ESF: Equipe de Saúde da Família; VS: Vigilância em Saúde; AB: Atenção Básica; SISPCE: Sistema de Informação em Saúde do Programa de Controle da Esquistossomose; Sinan: Sistema de Informação de Agravos de Notificação; SIAB: Sistema de Informação da Atenção Básica; SMS: Secretaria Municipal de Saúde; ACS: Agente Comunitário de Saúde; PAVS: Programação das Ações de Vigilância em Saúde.

Para o estudo das inter-relações ou equilíbrios entre as funções do modelo EGIPSS foram considerados os resultados das dimensões de uma função que tivesse relação de influência positiva e/ou negativa com a dimensão de outra função e que apresentasse coerência com a integração das ações de controle da esquistossomose na atenção básica, de tal modo que para analisar as diferentes formas de equilíbrio/inter-relações foi estabelecida a seguinte composição: (a) estratégico: inovação e transformação, mobilização da comunidade, atração de clientelas e efetividade; (b) tático: processo de trabalho, coordenação da produção, qualidade dos serviços e efetividade; (c) operacional: consenso sobre os valores da intervenção, processo de trabalho, coordenação da produção e qualidade dos serviços; (d) contextual: inovação e transformação, mobilização da comunidade, atração de clientelas e consenso sobre os valores da intervenção; (e) alocativo: processo de trabalho, coordenação da produção, qualidade dos serviços, inovação e transformação, mobilização da comunidade e atração de clientelas; e (f) legitimado: efetividade e consenso sobre os valores da intervenção.

Para a coleta dos dados foram eleitos como informantes-chave aqueles atores envolvidos diretamente com o programa de controle da esquistossomose e a Estratégia Saúde da Família:

1. Secretário municipal de saúde: ator fundamental, responsável pela condução da política de saúde municipal.
2. Coordenador do Programa de Controle da Esquistossomose ou coordenador das endemias ou coordenador da vigilância em saúde e coordenador de atenção básica: profissional que acompanha o andamento do programa e é corresponsável pelo planejamento e a organização das ações de acordo com as diretrizes do Ministério da Saúde.
3. Agente de Controle de Endemias/Agente de Saúde Ambiental (ASA), Agente Comunitário de Saúde (ACS) e os profissionais de nível superior das USF (médicos e enfermeiros): são aqueles que executam o programa e estão diretamente em contato com a população.

Foram utilizados dados primários e secundários. Os dados primários foram coletados a partir dos informantes-chave por meio de entrevista dirigida e os secundários a partir de documentos institucionais (Plano Municipal de Saúde 2009-2013) e dos *Relatórios das Atividades de Rotina do PCE* emitidos por meio do Sistema de Informação em Saúde do Programa de Controle da Esquistossomose (SISPCE). Também foram coletados dados oriundos da observação direta.

Para medição do desempenho das ações de controle da esquistossomose na atenção básica foi utilizado um sistema de escores no qual cada item (indicador) contido na matriz de desempenho recebeu uma pontuação de acordo com a importância desse item para o controle da doença, de modo que a pontuação máxima recebida por cada uma das quatro funções foi de 25 pontos, o que totaliza, portanto, 100 pontos como escore máximo a ser atingido. Foi considerada a seguinte classificação quanto ao desempenho de cada função: bom: igual ou maior que 18 pontos; regular: de 17 a 10 pontos; ruim: igual ou menor que 9 pontos.

Para o estudo dos equilíbrios/inter-relações foram identificadas as relações que contemplem a conexão que deve existir entre as funções por meio do resultado de cada dimensão e sua respectiva interferência positiva e/ou negativa com outra dimensão das funções.

Quanto à classificação final do nível de desempenho, considerou-se: desempenho excelente: 75 a 100 pontos; desempenho bom: 50 a 74 pontos; desempenho regular: 25 a 49 pontos; desempenho ruim: igual ou menor que 24 pontos.

O projeto de pesquisa foi aprovado pelo Comitê de Ética e Pesquisa em Seres Humanos do Instituto de Medicina Integral Prof. Fernando Figueira – IMIP, protocolo nº 3.240-12.

## RESULTADOS

As ações de controle da esquistossomose desenvolvidas pela atenção básica no município apresentaram um nível de desempenho regular, com destaque para as funções de produção, que teve um desempenho bom, e alcance de metas e adaptação, com desempenho ruim, apresentadas na Tabela 4.1.

A função adaptação, apresentada na Tabela 4.2, obteve um total de 5 pontos e um desempenho ruim, e refere-se à capacidade do município de adaptar-se a estratégias de integração das ações de controle da esquistossomose por meio do desenvolvimento de ações de compatibilização do território da vigilância e atenção básica, de mobilização da comunidade e do incentivo às ações intersetoriais para atrair clientela e apoio para o controle desse agravo. Pontuou apenas no indicador de atração de clientelas ao realizar ação intersetorial visando ao desenvolvimento integral das ações de promoção à saúde em esquistossomose.

Capítulo 4 – Avaliação de Desempenho das Ações de Controle da Esquistossomose na Atenção Básica

**Tabela 4.1** Classificação do desempenho das ações de controle da esquistossomose na atenção básica segundo as funções de adaptação, produção, conservação de valores e alcance de metas – Município da Zona da Mata – Pernambuco, 2013

| Função | Pontos | Classificação do desempenho |
|---|---|---|
| Adaptação | 5 | Ruim |
| Produção | 20 | Bom |
| Conservação de valores | 15 | Regular |
| Alcance de metas | 0 | Ruim |
| Total de pontos (desempenho final) | 40 | Regular |

Classificação do desempenho por função:

- Bom: ≥ 18 pontos
- Regular: 10 a 17 pontos
- Ruim: ≤ 9 pontos

Classificação do desempenho final (total de pontos):

- Excelente: 75 a 100 pontos
- Bom: 50 a 74 pontos
- Regular: 25 a 49 pontos
- Ruim: ≤ 24 pontos

**Tabela 4.2** Distribuição do resultado dos indicadores da função "adaptação" – Ações de controle da esquistossomose na atenção básica – Município da Zona da Mata – Pernambuco, 2013

| Dimensão | Indicador | Pontuação esperada | Pontuação obtida |
|---|---|---|---|
| Inovação e transformação | Número de UBS com agentes de endemias vinculados | 3,75 | 0 |
|  | Percentual de microáreas com mapeamento das áreas de risco para esquistossomose | 8,75 | 0 |
| Mobilização da comunidade | Existência de fluxo de assistência divulgado para a população | 3,75 | 0 |
|  | Número de capacitações realizadas para a população, incentivando a participação e o controle social sobre o tema esquistossomose | 3,75 | 0 |
| Atração de clientelas | Número de ações intersetoriais (educação, saneamento, obras etc.) realizadas que propiciem o desenvolvimento integral das ações de promoção à saúde e controle desse agravo | 5 | 5 |
| Total da função |  | 25 | 5 |

Classificação do desempenho por função:

- Bom: ≥ 18 pontos
- Regular: 10 a 17 pontos
- Ruim: ≤ 9 pontos

A função produção foi definida pela capacidade de oferta de serviços de integração das ações de controle da esquistossomose na atenção básica e obteve um desempenho bom, com um total de 20 pontos, como apresentado na Tabela 4.3. Todos os indicadores dessa função alcançaram a pontuação máxima esperada, à exceção do indicador relacionado à dimensão coordenação da produção, que não pontuou e se refere à organização do serviço e ao uso hierárquico dos níveis de cuidado por meio da criação de agendas ou planos de trabalho que contemplem ações estratégicas voltadas para a integração e a melhoria do controle da esquistossomose.

A função conservação dos valores relaciona-se à capacidade de manter ou criar valores que facilitam ou dificultam a execução das demais funções e apresentou um desempenho regular, recebendo um total de 15 pontos, como mostra a Tabela 4.4. A dimensão clima organizacional não pontuou e está relacionada à identificação de dificuldades de integração entre a vigilância em saúde e a atenção básica para realização das ações de controle da esquistossomose no município.

A função alcance de metas não pontuou em nenhum dos indicadores e apresentou desempenho ruim, como demonstrado na Tabela 4.5. Essa função se refere à capacidade de resolubilidade da atenção básica no controle da esquistossomose, da notificação dos casos positivos pelas ESF e a realização do controle de cura da doença.

A Figura 4.2 apresenta de maneira esquemática as inter-relações entre as quatro funções a partir do nível de desempenho e as possíveis interferências positivas, negativas e relação recíproca entre as dimensões de cada uma das funções.

A inter-relação contextual entre as funções conservação de valores e adaptação pode ser explicada pelo fato de que mais de 80% dos profissionais da atenção básica e da vigilância em saúde consideram necessário que as ações de controle da esquistossomose sejam realizadas de maneira integrada para que haja um controle efetivo da esquistossomose. Isso poderá interferir positivamente na capacidade de inovação e transformação da organização em compatibilizar o território da vigilância em saúde e atenção básica.

Na inter-relação operacional entre as funções conservação de valores e produção, percebe-se uma interferência negativa do clima organizacional, ou seja, a identificação por parte dos profissionais de atenção básica e vigilância de dificuldades em realizar as ações para o controle da esquistossomose de maneira integrada que, por sua vez, contribui para a inexistência de agendas ou planos de trabalho que contemplem essas ações.

**Tabela 4.3** Distribuição do resultado dos indicadores da função "produção" – Ações de controle da esquistossomose na atenção básica – Município da Zona da Mata – Pernambuco, 2013

| Dimensão | Indicador | Pontuação esperada | Pontuação obtida |
|---|---|---|---|
| Processo de trabalho | Existência da definição de papéis e responsabilidades de todos os membros da ESF e VS no controle da esquistossomose | 5 | 5 |
| | Existência de fluxos das redes de atenção à saúde, incluindo práticas da VS voltadas para o controle da esquistossomose | 5 | 5 |
| | Atualização das informações do SISPCE, SINAN e SIAB e utilização no planejamento das ações de controle da esquistossomose | 5 | 5 |
| Coordenação da produção | Existência de agendas ou planos de trabalho que contemplem ações estratégicas voltadas à integração e à melhoria do controle da esquistossomose | 5 | 0 |
| Qualidade dos serviços | Existência de tutoria para as ESF por meio da equipe de referência da VS e profissionais da AB | 2,5 | 2,5 |
| | Existência de material didático sobre as práticas integradas de AB e VS para subsidiar os cursos de qualificação profissional voltados para o controle da esquistossomose | 2,5 | 2,5 |
| Total da função | | 25 | 20 |

Classificação do desempenho por função:

Bom: ≥ 18 pontos    Regular: 10 a 17 pontos    Ruim: ≤ 9 pontos

Já a inter-relação estratégica, influenciada pela falta de compatibilização do território da atenção básica e da vigilância para o desenvolvimento das ações de controle da esquistossomose, sinaliza para uma interferência negativa para o alcance da meta relativa ao quantitativo de potes coletados pelos ACS, conforme meta pactuada na PAVS.

Por sua vez, a inter-relação legitimada é influenciada pela interferência negativa do clima organizacional como consequência das dificuldades de integração das ações de controle da esquistossomose entre a atenção básica e a vigilância, com o desempenho ruim da efetividade da intervenção.

# DISCUSSÃO

O caráter multidimensional do modelo EGIPSS proposto pelo estudo torna possível avançar no sentido de tornar mais claros os vários mecanismos existentes para um bom funcionamento dos serviços/sistemas de

**Tabela 4.4** Distribuição do resultado dos indicadores da função "conservação de valores" – Ações de controle da esquistossomose na atenção básica – Município da Zona da Mata – Pernambuco, 2013

| Dimensão | Indicador | Pontuação esperada | Pontuação obtida |
|---|---|---|---|
| Consenso sobre os valores da intervenção | Porcentagem de profissionais da VS e AB que consideram necessário que as ações de controle da esquistossomose sejam realizadas de maneira integrada | 5 | 5 |
| | Porcentagem de ACS que reconhecem seu papel no controle da esquistossomose | 5 | 5 |
| | Porcentagem de profissionais de nível superior (médicos e enfermeiros) que reconhecem seu papel | 5 | 5 |
| Clima organizacional | Porcentagem de profissionais da AB (ACS, médicos e enfermeiros) que identificam dificuldades de integração entre a VS e a AB para realização das ações de controle da esquistossomose | 5 | 0 |
| | Porcentagem de ACE que identificam dificuldades de integração entre a VS e a AB para realização das ações de controle da esquistossomose | 5 | 0 |
| Total da função | | 25 | 15 |

Classificação do desempenho por função:

Bom: ≥ 18 pontos    Regular: 10 a 17 pontos    Ruim: ≤ 9 pontos

**Tabela 4.5** Distribuição do resultado dos indicadores da função "alcance de metas" – Ações de controle da esquistossomose na atenção básica – Município da Zona da Mata – Pernambuco, 2013

| Dimensão | Indicador | Pontuação esperada | Pontuação obtida |
|---|---|---|---|
| Efetividade | Número de potes coletados pelos ACS/meta da PAVS × 100 | 10 | 0 |
| | Número de pacientes tratados/ total de doentes × 100 | 5 | 0 |
| Eficácia | Número de notificações no PCE pela ficha 108 de casos de esquistossomose na AB | 5 | 0 |
| | Número de pacientes com exames para controle de cura realizados/total de doentes × 100 | 5 | 0 |
| Total da função | | 25 | 0 |

Classificação do desempenho por função:

Bom: ≥ 18 pontos    Regular: 10 a 17 pontos    Ruim: ≤ 9 pontos

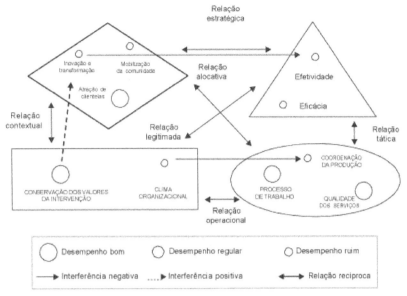

**Figura 4.2** Esquema causal das inter-relações entre as funções do desempenho das ações de controle da esquistossomose na atenção básica – Município da Zona da Mata – Pernambuco, 2013.

saúde e a capacidade de inter-relação de suas funções, ampliando, assim, o escopo dos tipos de avaliação, que tradicionalmente se restringe à análise de um julgamento cujo veredicto se baseia apenas em uma comparação entre aquilo que se deseja avaliar e uma situação ideal ou equivalente.

O modelo do estudo pode ser considerado útil e adequado para gestores locais, pois, ao identificar os indicadores mais frágeis, contribui para a tomada de decisão e o redirecionamento do planejamento das ações para o alcance das metas.

Em relação a cada função analisada, destaca-se a de produção, que foi a única que apresentou desempenho bom, obtendo pontuação máxima nas dimensões de processo de trabalho e qualidade dos serviços.

O processo de trabalho, traduzido pela capacidade de oferta de serviços de integração das ações de controle da esquistossomose na atenção básica, contribui para o fortalecimento da intervenção[38,39] e favorece o planejamento de ações em saúde mais próximas às necessidades percebidas e vivenciadas pela população, nos diferentes territórios, subsidiando a sustentabilidade dos processos de intervenção.

A definição de papel e responsabilidades dos atores estratégicos e o fluxo das redes de atenção com base no princípio da integralidade favorecem o aumento da resolubilidade da intervenção, tendo em vista que para qualificar a atenção à saúde a partir do princípio da integralidade é fundamental que os processos de trabalho sejam organizados com vistas ao enfrentamento dos principais problemas de saúde-doença da comunidade.

Nesse ambiente, as ações de vigilância em saúde devem estar incorporadas ao cotidiano das equipes de atenção básica/saúde da família[26]. Vale ressaltar que no presente estudo, apesar de os profissionais reconhecerem seu papel no controle da esquistossomose, os indicadores de efetividade obtiveram um resultado ruim.

No município estudado, os sistemas de informação são atualizados e utilizados como uma importante ferramenta no planejamento das ações de controle da esquistossomose, o que possibilitou uma pontuação positiva também na dimensão processo de trabalho. Essa situação não reflete a realidade de muitos municípios, onde esses dados são pouco utilizados nos setores de vigilância em saúde e atenção básica e raramente de maneira integrada entre esses setores[40].

A qualidade dos serviços destacada no estudo refere-se à existência de uma equipe de referência da vigilância para tutoria das ESF e de material didático sobre as práticas integradas para o controle da esquistossomose, considerando que, como valor, essa qualidade está associada a um estilo de gestão, à visão sistêmica e à melhoria contínua que visa promover mudanças sucessivas, utilizando-se de novas técnicas de produção voltadas ao combate de desperdícios humanos e materiais. Compreende, portanto, princípios, metodologias e ferramentas da qualidade essenciais nas organizações[41].

Apesar do bom desempenho da função produção, a dimensão coordenação da produção não pontuou e relaciona-se à ausência de agendas ou planos de trabalho que contemplem ações estratégicas voltadas à integração e à melhoria do controle da esquistossomose. Isso interfere no planejamento e na programação dessas ações e diminui a capacidade de resposta da intervenção aos problemas que ocorrem na população, como mostram Limongi et al.[42] em estudo sobre vigilância da saúde no espaço de práticas da atenção básica.

As ações de controle da esquistossomose devem ser realizadas de maneira sistemática e coordenadas para que contribuam para a diminuição da prevalência da doença. Para Quinino e Barbosa[43], em estudo sobre avaliação das atividades de rotina do programa de controle da esquistossomose em municípios da Região Metropolitana do Recife, o sucesso do controle da doença depende da efetividade e da coerência entre as ações para evitar que as pessoas se reinfectem e que o ciclo seja restabelecido.

O consenso sobre os valores da intervenção foi a dimensão da função conservação de valores que recebeu pontuação máxima e exprime que a maioria dos profissionais do município, tanto da atenção básica como da vigilância, reconhece seu papel no controle da esquistossomose e considera necessário que as ações devem ser realizadas de maneira integrada, o que aumenta a capacidade de manter ou criar valores que facilitam ou dificultam a execução das demais funções. A compreensão da importância da integração das ações entre a vigilância em saúde e a atenção básica é descrita por Menezes *et al.*[44] como imprescindível para o alcance dos objetivos desses setores da saúde e contribui com a integralidade do cuidado.

Em contrapartida, a dimensão clima organizacional não pontuou e reflete o resultado de que a maioria dos profissionais da vigilância e da atenção básica identificou dificuldades de integração para desenvolver as ações de controle da esquistossomose, em desacordo com o que preconiza a Portaria 3.252/09 do Ministério da Saúde, a qual considera a integração entre vigilância em saúde e atenção básica uma condição obrigatória para a integralidade da atenção e o alcance de resultados[25].

A desarticulação atenção básica/vigilância parece ser um ponto crucial no processo de trabalho dos serviços e tem sido observada tanto na elaboração da programação do trabalho de busca ativa como na realização dos inquéritos coproscópicos e no atendimento ao portador de *S. mansoni*, e constata-se que estados e municípios não têm conseguido desenvolver políticas específicas e harmonizadas para as ações de controle dessa helmintíase[33,43].

Evidentemente que a desarticulação entre os profissionais tem raízes mais profundas que envolvem a divisão do trabalho e do espaço, a competição do saber e dos recursos, como mostra trabalho realizado por Omotto *et al.*[45], que analisaram a implementação do Programa Nacional de Controle da Dengue (PNCD) no Paraná. Verificou-se que 5,6% dos ACE entrevistados relataram que uma das dificuldades em seu trabalho é a comunicação com o PACS/PSF[43]. Chiaravalloti Neto *et al.*[46] também detectaram no discurso dos ASA, em um trabalho que avaliou o PNCD em São Paulo, vários descompassos entre as atribuições, desempenho de tarefas, falta de reconhecimento do trabalho, disparidade entre os salários e diferenciação no treinamento[47].

Por sua vez, as funções de adaptação e alcance de metas tiveram desempenho ruim, ficando a última sem pontuar em nenhum dos indicadores. A dimensão atração de clientelas foi a única que obteve pontuação máxima na função adaptação e está relacionada às ações intersetoriais de promoção à saúde desenvolvidas pelo município no ano de 2013, visando ao controle da esquistossomose. Somente o uso das mesmas bases territoriais e da articulação intersetorial, envolvendo não somente órgãos de saúde pública, mas também outros responsáveis pela elaboração de políticas saudáveis, contribuirá para o alcance dos princípios da integralidade, universalidade e equidade do SUS[27].

Já a dimensão inovação e transformação não pontuou por não haver no município vinculação do agente de endemias nas Unidades Básicas de Saúde (UBS) conforme a Portaria 1.007/2010, que favorece o fortalecimento da integração da vigilância com a atenção básica, e por não haver mapeamento nas UBS com as áreas de risco para esquistossomose[29]. Essa dimensão se refere à capacidade de compatibilização do território da atenção básica e vigilância, sabendo-se que a construção do território integrado é o caminho para a efetiva integração da atenção básica e vigilância em saúde, o que refletirá na definição de ações mais adequadas, contribuindo para o planejamento e a programação local[26].

A mobilização da comunidade foi outra dimensão da função adaptação que não pontuou e relaciona-se à inexistência do fluxo de assistência em esquistossomose divulgado para a comunidade e por não terem sido realizadas capacitações para a população, incentivando a participação e o controle social. Tomando como referência a Política Nacional de Promoção à Saúde e a Portaria 3.252/09, que reconhecem nas ações de promoção à saúde uma parte fundamental para o fortalecimento da participação social[25], observou-se que a falta de incentivo às ações de mobilização da comunidade e participação popular no controle das endemias vem sendo evidenciada há muitos anos por vários estudos[48,49].

A divulgação de informações em saúde é definida como uma atividade de rotina da vigilância em saúde conforme o Guia de Vigilância Epidemiológica 2009[26]. No presente estudo, o fato de não haver divulgação das informações produzidas pelos profissionais de saúde da atenção básica e vigilância para a população, assim como a divulgação dos fluxos de assistência em esquistossomose, demonstra uma fragilidade no processo de educação e planejamento das ações de saúde para o controle desse agravo.

O alcance de metas foi a função que obteve o pior desempenho, não pontuando em nenhum de seus indicadores. Nessa, a dimensão efetividade tem sua premissa baseada na descentralização das ações de vigilância e controle das doenças para o conjunto de atividades da ESF e o estabelecimento das condições para certificação do município para assumir a gestão das atividades, que teve início após a publicação da Portaria 1.399/99 do Ministério da Saúde[50]. De acordo com o Ministério da Saúde, as ações diretas de controle da esquistossomose devem ser realizadas pelas secretarias municipais de saúde, envolvendo os setores da vigilância e assistência, com o apoio técnico da Secretaria Estadual de Saúde[51,52].

Com base nessa premissa, a entrega de potes pelos ACS e o tratamento dos diagnosticados, apesar de ser uma das atividades mínimas pactuadas pelo Ministério da Saúde para os municípios de Pernambuco e que deve ser incorporada na rotina de trabalho dos municípios[11], não obtiveram resultado positivo nesse estudo.

A dimensão eficácia não pontuou e espelha a falha na notificação dos casos positivos de esquistossomose e o acompanhamento dos usuários após o tratamento para a realização do controle de cura pela atenção básica, apesar de serem atribuições desses profissionais já definidas na Política Nacional de Atenção Básica[23].

As inter-relações das várias dimensões das funções do modelo EGIPSS demonstraram como o resultado de uma dimensão pode interferir positiva ou negativamente no resultado da outra dimensão. A possibilidade de explorar características específicas que representam o valor relativo da intervenção a partir do alinhamento das dimensões permitiu estabelecer uma sequência propositiva de ações que podem auxiliar a realização integrada das ações de controle da esquistossomose.

A inter-relação contextual (conservação de valores – adaptação) está na manutenção dos valores da intervenção expressa pelos profissionais ao considerarem necessário que as ações de controle da esquistossomose sejam realizadas de maneira integrada e na contribuição positiva que essa premissa tem de inovar e transformar a organização do território de trabalho para que seja compatibilizado entre a vigilância em saúde e a atenção básica.

Para a inter-relação estratégica (adaptação – alcance de metas) foi verificado que a não vinculação dos ACE para dar apoio aos ACS na entrega de potes e a falta de mapeamento das áreas de risco para esquistossomose por microárea interferiram negativamente para o não alcance da meta da PAVS, assim como a deficiência em ações de educação em saúde, onde a comunidade não sensibilizada não adere ao programa. Resultados semelhantes foram observados por Quinino e Barbosa[43] em estudo de avaliação das atividades de rotina do Programa de Controle da Esquistossomose em municípios da Região Metropolitana do Recife.

Na inter-relação operacional (conservação dos valores – produção), o clima organizacional interferiu de maneira negativa na produção de agendas ou planos de trabalho que contemplem ações integradas de controle da esquistossomose pela identificação, por parte dos profissionais de atenção básica e vigilância, de dificuldades em realizar essas ações no dia a dia. Uma agenda pactuada entre os atores estratégicos é fundamental e pode contribuir para tornar a gestão pública em saúde comprometida com mudanças mais efetivas que atendam às necessidades de saúde da população[53].

A inter-relação legitimada (conservação dos valores – alcance de metas) relaciona-se à interferência negativa do clima organizacional na efetividade da intervenção, sendo verificado que a dificuldade de realizar ações integradas identificada pelos profissionais da atenção básica e da vigilância contribuiu para que ações mínimas, como a entrega de potes e o tratamento dos diagnosticados, não fossem executadas efetivamente. A vinculação do modo de realização das ações de controle da esquistossomose aos moldes da extinta SUCAM pode explicar essas condutas, uma vez que o controle das grandes endemias, segundo esse órgão, era feito de modo vertical e visando a objetivos bem definidos, desconsiderando uma série de características regionais[54].

## CONSIDERAÇÕES FINAIS

A característica multidimensional do modelo de avaliação de desempenho possibilitou um julgamento elaborado por meio da interação entre as funções e dimensões escolhidas e sobre as qualidades essenciais e específicas que caracterizam o valor da intervenção.

O desempenho global das ações de controle da esquistossomose desenvolvidas na atenção básica no município foi regular e demonstra que, apesar da descentralização das ações de vigilância e de a integração dessas ações com a atenção básica ter avançado em termos legais, no nível operacional ainda demanda muitos esforços para a efetiva consolidação.

A institucionalização de instrumentos de gestão para o acompanhamento, monitoramento e avaliação das ações de controle da esquistossomose na atenção básica, faz-se necessária como reorientadora das práticas de integração. Essa integração é o ponto-chave para o bom desempenho das ações de vigilância na atenção básica.

## Referências

1. Amaral RS, Porto MAS. Evolução e situação atual da esquistossomose no Brasil. Rev Soc Bras Med Trop Supl. 1994; 27(Supl 3):73-90.

2. Barbosa CS, Silva CB, Barbosa FS. Esquistossomose: reprodução e expansão da endemia no Estado de Pernambuco, Brasil. Rev Saúde Pública. 1996; 30(6):609-16.

3. Brasil. Ministério da Saúde. Esquistossomose: situação atual da doença. [Acesso 30 jul 2012]. Disponível em: http://portal.saude.gov.br/portal/svs/visualizar_texto.cfm?idtxt=22071.

4. Burlandy-Soares LC, Dias LCS, Kanamura HY, Oliveira EJ, Ciaravolo RM. Schistosomiasis mansoni: follow up of control program based on parasitologic and serologic methods in a Brazilian community of low endemic. Mem Inst Oswaldo Cruz. 2003; 98(6):853-9.

5. Coura JR, Amaral RS. Epidemiological and control aspects of schistosomiasis in Brazilian endemic areas. Mem Inst Oswaldo Cruz. 2004; 99(Suppl 1):13-9.

6. Gazzinelli MF, Gazzinelli A. Santos RV, Gonçalves LAO. A interdição da doença: uma construção cultural da esquistossomose em área endêmica, Minas Gerais, Brasil. Cad Saúde Pública. 2002; 18(6):1629-38.

7. Katz N, Peixoto SV. Análise crítica da estimativa do número de portadores de esquistossomose mansoni no Brasil. Rev Soc Bras Med Trop. 2000; 33(3):303-8.

8. Barbosa CS, Favre T C, Wanderley TN, Callou AN, Pieri OS. Assessment of schistosomiasis through scholl surveys in the forest zone of Pernambuco, Brazil. Mem Inst Oswaldo Cruz. 2006; 101(Suppl 1):55-62.

9. Domingues ALC, Silva PCV. Aspectos epidemiológicos da esquistossomose hepatoesplênica no Estado de Pernambuco, Brasil. Epidemiol Serv Saúde. 2011; 20(3): 27-36.

10. Pernambuco. Secretaria de Saúde do Estado de Pernambuco. Secretaria de Vigilância em Saúde. Guia de apoio operacional ao Sistema de Informação do Programa de Controle da Esquistossomose para os municípios do estado de Pernambuco. 1. ed. Recife (PE): Secretaria Estadual de Saúde, 2012.

11. Quinino LRM, Martins JBSC, Aguiar LR, WanderleyTNG, Barbosa CS. Avaliação das atividades de rotina do Programa de Controle da Esquistossomose em municípios da Região Metropolitana do Recife, Pernambuco, entre 2003 e 2005. Epidemiol Serv Saúde. 2009; 18(4):335-43.

12. Resendes APC, Souza-Santos R, Barbosa CS. Internação hospitalar e mortalidade por esquistossomose mansônica no Estado de Pernambuco, Brasil. Cad Saúde Pública. 2005; 21(5):1392-401.

13. Barbosa CS, Domingues ALC, Abath F, Montenegro SML, Guida U, Carneiro J. Epidemia de esquistossomose aguda na praia de Porto de Galinhas, Pernambuco, Brasil. Cad Saúde Pública. 2001; 17(3):725-8.

14. Barbosa CS, Pieri OS, Barbosa FS. Ecoepidemiologia da esquistossomose urbana na ilha de Itamaracá, Estado de Pernambuco. Rev Saúde Pública. 2000; 34(4):337-41.

15. Teixeira MGLC, Paim JS. Os programas especiais e o novo modelo assistencial. Cad Saúde Pública. 1990; 6(3):264-77.

16. Teixeira MG, Costa MCN, Viana I, Paim JS. Vigilância em Saúde: É necessária uma legislação de emergência? Rev Direito Sanit. 2009; 10(2):126-44.

17. Mendes EV. A descentralização do sistema de serviços de saúde no Brasil: novos rumos e um outro olhar sobre o nível local. In: Mendes EV (Org.). A organização da saúde no nível local. São Paulo: HUCITEC, 1998: 17-55.

18. FavreTC, Pieri, OS, Barbosa CS, Beck, L. Avaliação das ações de controle da esquistossomose implementadas entre 1977 e 1996 na área endêmica de Pernambuco, Brasil. Rev Soc Bras Med Trop. 2001; 34(6):569-76.

19. Paim JS. Modelos de Atenção e Vigilância da Saúde. In: Rouquayrol MZ, Almeida Filho N. Epidemiologia e Saúde. 6. ed. Rio de Janeiro: Medsi, 2003: 567-86.

20. Brasil. Portaria 1.399, de 15 de dezembro de 1999. Regulamenta a NOB-SUS 01/96 – Competências da União, Estados, Municípios e Distrito Federal, na área de epidemiologia e

controle de doenças, define a sistemática de financiamento e dá outras providências. Brasília (DF). [Acesso 06 out 2014]. Disponível em: http://www.funasa.gov.br/site/wp-content/ files_mf/ Pm_1399_1999.pdf.

21. Brasil. Lei 8.080, de 19 de setembro de 1990. Dispõe sobre as condições para a promoção e recuperação da saúde, a organização e o funcionamento dos serviços correspondentes, e dá outras providências. Diário Oficial da União (DOU) 20 de set 1990; Seção 1(Pt 1):18055-9.

22. Brasil. Portaria 399, de 22 de fevereiro de 2006. Divulga o Pacto pela Saúde 2006 – Consolidação do SUS e aprova as Diretrizes Operacionais do Referido Pacto. Brasília (DF). [Acesso 28 abr 2012]. Disponível em http://dtr2001.saude.gov.br/sas/PORTARIAS/Port2006/ GM/GM399.html.

23. Brasil. Portaria 2.488, de 21 de outubro de 2011. Aprova a Política Nacional de Atenção Básica, estabelecendo a revisão de diretrizes e normas para a organização da Atenção Básica, para a Estratégia Saúde da Família (ESF) e o Programa de Agentes Comunitários de Saúde (PACS). Brasília (DF). [Acesso 07 jun 2012]. Disponível em: http://bvsms.saude.gov.br/bvs/ saudelegis/ gm/2011/prt2488_21_10_2011.html.

24. Brasil. Portaria 1.996, de 20 de agosto de 2007. Dispõe sobre as diretrizes para a implementação da Política Nacional de Educação Permanente em Saúde e dá outras providências. Brasília (DF). [Acesso 03 ago 2012]. Disponível em: http://portal.saude.gov.br/portal/arquivos/ pdf/Portaria_1996-de_20_de_agosto-de-2007.pdf.

25. Brasil. Portaria 3252, de 22 de dezembro de 2009. Aprova as diretrizes para execução e financiamento das ações de Vigilância em Saúde pela União, Estados, Distrito Federal e Municípios e dá outras providências. Brasília (DF). [Acesso 02 abr 2012]. Disponível em: http://http:// www.brasilsus.com.br/legislacoes/gm/102068-3252.html.

26. Brasil. Ministério da Saúde. Departamento de atenção à saúde. Cadernos de atenção básica no 21– Vigilância em saúde: Dengue, Esquistossomose, Hanseníase, Malária, Tracoma e Tuberculose. Série A. Normas e manuais técnicos. Brasília (DF): Ministério da Saúde, 2007. 199p.

27. Brasil. Ministério da Saúde. Secretaria de Vigilância em Saúde. Departamento de Vigilância Epidemiológica. Guia de Vigilância Epidemiológica. Série A. Normas e manuais técnicos. Brasília (DF), 2009.

28. Pereira MPB, Barcellos CO. Território no Programa de Saúde da Família. Hygeia. 2006; 2(2):47-55.

29. Brasil. Portaria 1.007, de 04 de maio de 2010. Define critérios para regulamentar a incorporação do Agente de Combate às Endemias – ACE, ou dos agentes que desempenham essas atividades, mas com outras denominações, na atenção primária à saúde para fortalecer as ações de vigilância em saúde junto às equipes de Saúde da Família. Brasília (DF). [Acesso 03 ago 2012]. Disponível em: http://www.saude.rs.gov.br/upload/1346166410_Portaria_1.007_04052010_incorpora%C3%A7%C3%A3o_ACE_ESF.pdf.

30. Farias LMM, Resendes APC, Sabroza PC, Souza-Santos R. Análise preliminar do sistema de informação do programa de controle da esquistossomose no período de 1999 a 2003. Cad Saúde Pública. 2007; 23(1):235-9.

31. Sicotte C, Champagne F, Contandriopoulos AP, Barnsley J, Béland F, Leggat SG, Denis JL, Bilodeau H, Langley A, Brémond M, Baker GR. Um modelo conceitual para analisar o desempenho de organizações de saúde. Pesquisa sobre gestão em serviços de saúde, 1998.

32. Mendes EV. Distrito Sanitário: o processo social de mudança das práticas sanitárias do Sistema Único de Saúde. São Paulo/Rio de Janeiro: Hucitec/Abrasco, 1993: 303.

33. Medina MG, Pontes SGA, Rosana A, Araújo HZM. Uso de modelos teóricos na avaliação em saúde: aspectos conceituais e operacionais. In: Hartz ZMA, Silva LMV. Avaliação em saúde: dos modelos teóricos à prática na avaliação de programas e sistemas de saúde. Rio de Janeiro: Fiocruz, 2005: 41-63.

34. Brasil. Fundação Nacional de Saúde. Vigilância e controle de moluscos de importância epidemiológica. In: Diretrizes Técnicas: Programa de Vigilância e Controle da Esquistossomose (PCE). 2. ed. Brasília (DF); 2008: 35-68.

35. Brasil. Portaria 64, de 30 de maio de 2008. Estabelece a Programação das Ações de Vigilância em Saúde (PAVS) como instrumento de planejamento para definição de um elenco norteador das ações de vigilância em saúde que serão operacionalizadas pelas três esferas de gestão. Brasília (DF). [Acesso 03 nov 2012]. Disponível em: http://bvsms.saude.gov.br/ bvs/saudelegis/svs/2008/prt0064_30_05_2008.html.

36. Brasil. Portaria 1.172, de 15 de junho de 2004. Regulamenta a NOB-SUS 1/1996, no que diz respeito às competências da União, Estados, Municípios e Distrito Federal na área da vigilância em saúde, define a sistemática de financiamento e dá outras providências. Brasília (DF). [Acesso 17 ago 2012]. Disponível em: http://dtr2001.saude.gov.br/sas/PORTARIAS/ Port2004/GM/GM-1172.html.

37. Brasil. Portaria 1.996, de 20 de agosto de 2007. Dispõe sobre as diretrizes para a implementação da Política Nacional de Educação Permanente em Saúde e dá outras providências. Brasília (DF). [Acesso 03 ago 2012]. Disponível em: http://portal.saude.gov.br/portal/arquivos/pdf/Portaria_1996-de_20_de_agosto-de-2007.pdf.

38. Teixeira CF, Paim JS, Vilasbôas ALQ. Promoção e Vigilância da Saúde. Salvador: CEPS-ISC, 2002: 128.

39. Amaral AS. Informação em saúde para o planejamento em vigilância sanitária na gestão municipal [dissertação]. Salvador: Instituto de Saúde Coletiva, Universidade Federal da Bahia, 2009.

40. Fadel MAV, Filho GIR. Percepção da qualidade em serviços públicos de saúde: um estudo de caso. Rev Adm Pública. 2009; 43(1):7-22.

41. Oliveira CM, Casanova AO. Vigilância da saúde no espaço de práticas da atenção básica. Ciênc Saúde Colet. 2009; 14(3):929-36.

42. Limongi JE, Menezes EC, Menezes AC. Vigilância em Saúde no Programa Saúde da Família. Hygeia. 2008; 4(7):35-44.

43. Quinino LRM, Barbosa CS. Procedimentos para o controle da esquistossomose: coproscopia. In: Barbosa CS, Gomes ECS (Org). Manual prático para o controle e diagnóstico da esquistossomose. Recife: Ed. Universitária da UFPE, 2009: 81-100.

44. Menezes MJR, Carmo EH, Samico I. Avaliação do Sistema de Vigilância Epidemiológica da Esquistossomose em dois municípios do estado da Bahia, Brasil. Epidemiologia e Serviços de Saúde. 2012; 21(2):213-22.

45. Omotto CA, Santini SML, Esteves JLM. Controle da dengue: uma análise da implementação do PNCD e a relação do processo de trabalho na 16a RSA. Apucarana/Paraná – Brasil. Revista do II Congresso CONSAD de Gestão Pública. Rio Grande do Sul: Porto Alegre, 2008: 69-70.

46. Chiaravalloti Neto A, Baglini V, Cesarino MB, Favaro EA, Mondini A, Ferreira AC, Dibo MR, Barbosa AAC, Ferraz AA. O Programa de Controle do Dengue em São José do Rio Preto, São Paulo, Brasil: dificuldades para a atuação dos agentes e adesão da população. Cad Saúde Pública. 2007; 23(7):1656-64.

47. Monken M, Barcellos C. Vigilância em saúde e território utilizado: possibilidades teóricas e metodológicas. Cad Saúde Pública. 2005; 21(3):898-906.

48. Alves PC, Souza IM, Moura MA, Cunha LA. A experiência da esquistossomose e os desafios da mobilização comunitária. Cad Saúde Pública. 1998; 14(Supl 2):79-90.

49. Brasil. Portaria GM 1.399, de 15 de dezembro de 1999. Regulamenta a NOB-SUS 01/96 no que se refere às competências da União, Estados, Municípios e Distrito Federal, na área de epidemiologia e controle de doenças, define a sistemática de financiamento e dá outras providências [Internet]. Brasília (DF): Diário Oficial da União; 1999: 10. [Acesso 24 out 2013]. Disponível em: http://portal.saude.gov.br/portal/svs/visualizar_texto.cfm?idtxt=21247.

50. Pernambuco. Secretaria de Saúde do Estado de Pernambuco. Secretaria Executiva de Vigilância em Saúde. Diretoria Geral de Promoção, Monitoramento e Avaliação da Vigilância em Saúde. Programação das Ações de Vigilância em Saúde – PAVS/2010-2011. Recife (PE), 2011.

51. Brasil. Ministério da Saúde. Plano integrado de ações estratégicas de eliminação da hanseníase, filariose, esquistossomose e oncocercose como problema de saúde pública, tracoma como causa de cegueira e controle das geohelmintíase. Plano de ação 2011-2015. Brasília (DF), 2012.

52. Champagne F, Contandriopoulos AP. Elementos de arquitetura dos sistemas de avaliação do desempenho dos serviços de saúde. In: Contandriopoulos AP, Hartz Z, Gerbier M, Nguyen A (Org). Saúde e Cidadania: As experiências do Brasil e do Quebec. Campinas: Saberes Editora; 2010: 297-340.

53. Gil CRR. Atenção primária, atenção básica e saúde da família: sinergias e singularidades do contexto brasileiro. Cad Saúde Pública. 2006; 22(6):1171-81.

54. Quinino LRM, Barbosa CS, Samico I. O programa de controle da esquistossomose em dois municípios da Zona da Mata de Pernambuco: uma análise de implantação. Rev Bras Saúde Mater Infant. 2010; 10(Supl 1):S119-S29.

# 5
# Avaliação de Desempenho das Ações de Prevenção e Controle da Tuberculose na Atenção Primária: Desafios Práticos e Conceituais em Contexto

Elizabeth Moreira dos Santos
Gisela Cordeiro Pereira Cardoso
Dolores Maria Franco de Abreu
Gisele Pinto de Oliveira
Egléubia Andrade de Oliveira

## INTRODUÇÃO

O objetivo deste capítulo é apresentar uma apreciação de desempenho das ações de prevenção e controle da tuberculose (TB) na atenção primária (AP) em dois municípios brasileiros. O material empírico é oriundo da pesquisa realizada pelo Laboratório de Avaliação de Situações Endêmicas Regionais (LASER), do Departamento de Endemias Samuel Pessoa da Escola Nacional de Saúde Pública Sergio Arouca, Fundação Oswaldo Cruz (ENSP/Fiocruz), e contou com o financiamento do Programa de Apoio à Pesquisa, Desenvolvimento e Inovação em Saúde Pública da ENSP[1,2]. Esse programa, lançado em 2009, tem por objetivo fortalecer a dimensão institucional da pesquisa, o desenvolvimento e a inovação em saúde[2].

A pergunta que orientou a avaliação – Qual o desempenho das ações de prevenção e controle da tuberculose na atenção primária nos municípios considerados? – foi subdividida em dois focos de análise: (a) apreciação lógico-estratégica, visando examinar a integração da resposta municipal às diretrizes nacionais; e (b) a apreciação de implementação[3], destacando os modos de funcionamento das ações no contexto da atenção primária local. Optou-se por um modelo de avaliação participativa pragmática, com ênfase na interação com atores federais, do estado e dos municípios. Para a pesquisa avaliativa foi utilizado o desenho de estudo de dois pares de casos contrastantes. Os achados descritos neste capítulo se referem a um desses pares, ou seja, aos achados e considerações sobre as ações do Programa Nacional de Controle da Tuberculose (PNCT) em Recife e Olinda.

## O PROBLEMA: TUBERCULOSE NO BRASIL, RECIFE E OLINDA

O Brasil ocupa a 16ª posição entre os 22 países classificados pela Organização Mundial da Saúde (OMS) como de alta carga da doença e que concentram 80% da ocorrência anual de casos novos. Em 2014 foram notificados 73.970 novos casos, equivalendo a um coeficiente de incidência (CI) de 44,0/100.000 habitantes. O número de óbitos ocorridos em 2014 foi de 5.300, com um coeficiente de mortalidade (CM) de 2,6 óbitos/100.000 habitantes. O país tem 181 municípios prioritários para o PNCT, nove dos quais estão situados em Pernambuco. Em 2014 foram registrados 69.159 casos novos de TB no Brasil, sendo 4.300 casos nesse estado[4]. A Tabela 5.1 mostra os indicadores populacionais, socioeconômicos, epidemiológicos e operacionais de tuberculose do Brasil, de Recife e de Olinda.

Desde 1998, com a Resolução 284, de 6 de agosto de 1998, do Conselho Nacional de Saúde, a TB é considerada um problema prioritário no país. Nesse mesmo ano o PNCT foi lançado pelo Ministério da Saúde (MS)[5]. Com o objetivo de reduzir a morbimortalidade e a transmissão da doença, estabeleceram-se as metas para seu controle, como a implementação da estratégia lançada pela OMS em 1994 (o DOTS, do inglês *Directly Observed Treatment Short-Course*). A estratégia DOTS é constituída por cinco componentes: compromisso político no controle de TB; acesso garantido à baciloscopia para todos os sintomáticos respiratórios; tratamento diretamente observado (TDO); fornecimento regular e ininterrupto de medicamentos; e sistema de registro e acompanhamento dos casos[6]. Neste capítulo serão utilizadas as siglas DOTS, em referência à estratégia, e TDO, para designar o componente do tratamento diretamente observado.

Com a adoção da estratégia DOTS, o PNCT reconheceu a importância de estender o combate à tuberculose ao âmbito da atenção primária. Pelas diretrizes, o Programa de Agentes Comunitários de Saúde (PACS) e o Programa de Saúde da Família (PSF) possibilitariam uma ampliação do acesso ao programa, tornando-se responsáveis pelo desenvolvimento das ações de diagnóstico, prevenção e controle da doença[7-9]. A descentralização das ações de TB para as equipes de saúde da família tem demandado a realização de avaliações que permitam verificar o alcance de resultados dessa estratégia[10].

**Tabela 5.1** Indicadores socioeconômicos, epidemiológicos e operacionais de tuberculose – Brasil, Recife e Olinda (2011/2012)

| Indicadores | Brasil | Recife | Olinda | Fonte |
|---|---|---|---|---|
| População | 193.976.530 | 1.555.039 | 379.271 | SVS/MS |
| Taxa de escolaridade – sem primeiro ciclo completo | 23,39% | 15,30% | 15,91% | DATASUS/IBGE |
| Prop. de pobres – renda inferior a ½ salário mínimo | 34,67% | 35,42% | 39,33% | DATASUS/IBGE |
| Taxa de desempregado – 16 anos ou + | 7,42% | 12,21% | 13,01% | DATASUS/IBGE |
| Incidência | 36,7/100.000 hab | 96,7/100.000 hab | 80,9/100.000 hab | MS/SVS |
| Mortalidade | 2,4/100.000 hab | 8,8/100.000 hab | 7,4/100.000 hab | MS/SVS |
| Detecção de casos de baciloscopia positiva (2012) | 20,7/100.000 hab | 44,8/100.000 hab | 48,50/100.000 hab | MS/SVS |
| Cobertura de DOTS | 45,70% | 42,60% | 46,50% | MS/SVS |
| Coinfecção TB/HIV | 3,6/100.000 hab | 12,7/100.000 hab | 11,6/100.000 hab | MS/SVS |
| Taxa de abandono | 9,80% | 13,30% | 6,70% | MS/SVS |
| Taxa de cura | 75.40% | 55,00% | 80,00% | MS/SVS |

## AVALIAÇÕES DE DESEMPENHO INSTITUCIONAL, DE SISTEMAS E DE SERVIÇOS DE SAÚDE

Avaliações de desempenho, monitoramento de desempenho, gestão por resultados e gestão baseada em evidências têm sido realizadas desde a década de 1990 por gestores e trabalhadores do setor público no Brasil. A avaliação de desempenho, a mensuração de desempenho de sistemas e de serviços de saúde e a gestão de desempenho são noções distintas que envolvem objetos e propósitos diferenciados, apesar de sua sobreposição e complementariedade. Do ponto de vista operacional, as concepções são frequentemente confundidas, o que pode ser tanto objeto de debates acadêmicos como, com mais frequência, de inferências sem validade e de usos inapropriados[11]. É imprescindível que os diferentes propósitos dos mensuramentos e das avaliações de desempenho sejam claramente definidos e que as relações entre o que medir e o que verificar e avaliar sejam estabelecidas.

Hunter e Nielsen[12] defendem que o monitoramento e a avaliação de desempenho compõem a chamada gestão de desempenho. Os autores definem desempenho como a habilidade de um sistema alcançar seus objetivos e metas de maneira mensurável, fidedigna e sustentável por meio de ações intencionais. Desse modo, o conjunto dos mecanismos relacionados à mensuração em tempo real, ao monitoramento e à avaliação que a organização mobiliza para refletir sobre suas práticas e fazer escolhas táticas e estratégicas pertinentes configura para os autores citados o sistema de gestão de desempenho.

Cabe ressaltar que tanto a produção como a utilização das informações geradas ocorrem em arenas de politização das noções de *accountability* no âmbito das reformas de Estado. A experiência recente de vários países tem sugerido que a gestão de desempenho de sistemas, de serviços e de instituições de saúde está muito menos relacionada aos processos reflexivos de aprendizagem e desenvolvimento institucional e muito mais focada em responder às demandas técnico-jurídicas de controle[13].

Diversas noções de desempenho orientam essas iniciativas[14]. Alguns pontos comuns entre elas merecem ser citados: desempenho como categoria multidimensional, relação inerente entre o modelo de gestão e a concepção de desempenho adotada, necessidade de acordo entre os diversos atores envolvidos sobre a concepção de desempenho utilizada, os modos de mensurá-lo e a expectativa de sucesso, e alinhamento entre as formas de divulgação e utilização das medidas obtidas. Considerando os diferentes modelos de desempenho que influenciam o setor público no Brasil, especialmente o setor saúde, o debate tem se polarizado entre uma agenda conservadora em que o sentido predominante é o de controle e de rendimento e uma agenda distributiva em que o desempenho extrapola as questões de qualidade técnica e eficiência, incorporando o componente de justiça social e o desenvolvimento sistêmico das entidades da saúde com fomento da equidade de acesso e do direito constitucional à saúde, como previsto na Constituição brasileira.

Para além do debate político-ideológico, a problematização da temática do monitoramento e da avaliação de desempenho dos sistemas de saúde com o recorte referente à dos serviços de saúde é necessária e bem-vinda. A tensão mobilizadora do debate no país incorpora um processo explícito de judicialização da *accountability* pública modelado pela lógica empresarial, como pode ser resgatado pela análise da Instrução Normativa Conjunta nº 8 do Ministério do Planejamento, Gestão e Orçamento e da Controladoria Geral da União de 13 de janeiro de 2016, pelas necessidades financeiras do governo como um todo. Em todo o mundo, e não apenas no Brasil, a função reflexiva de aprendizado e aprimoramento institucional tem sido relegada a segundo plano[16,17].

O debate corrente e de extrema importância consolida-se em torno de pelo menos três modelos que influenciam a modelagem do monitoramento e das avaliações de desempenho do Sistema Único de Saúde (SUS): o do Projeto de Avaliação do Desempenho de Sistemas de Saúde (PROADESS), o ID-SUS e, mais recentemente, o modelo de desempenho integrado (EGIPSS).

Neste capítulo não se pretende uma revisão abrangente desses modelos, mas situá-los para justificar a escolha daquele que foi utilizado na avaliação aqui apresentada. O PROADESS incluiu o desenvolvimento de uma metodologia complexa, com diferentes fases de elaboração, clara preocupação com a definição de conceitos, hierarquia lógica e preciso posicionamento político-ideológico. O modelo desenvolvido ancora-se em referências explícitas, sob a óptica da equidade e de acesso aos serviços de saúde (www.proadess.icict.fiocruz.br).

Em artigo publicado em 2012, Viacava et al.[18] apresentam uma revisão conceitual da matriz original proposta em 2004 para o modelo originário do PROADESS. Segundo os próprios autores, a principal mudança da matriz conceitual inicial foi o deslocamento da subdimensão Condução do Sistema de Saúde para uma posição diferenciada que conseguisse expressar seu potencial político de modelar as outras subdimensões, entretanto os processos que compõem essa subdimensão não foram revisitados em 2012. Em 2012, o Ministério da Saúde, após uma sistemática participativa que incluiu consulta pública e discussão nos fóruns deliberativos do SUS, publicou os primeiros resultados da utilização do modelo avaliativo denominado ID-SUS. O modelo avaliativo combina em duas dimensões, isto é, acesso e efetividade, um conjunto de 26 indicadores simples e compostos, permitindo a caracterização da rede de atenção do SUS (municipal, estadual e federal) em cada município, agrupando-os por características de similitude socioeconômica em seis grupos homogêneos. O ID-SUS exime-se da conceituação de desempenho, referindo seu alinhamento teórico ao modelo PROADESS, e não enfoca aspectos referentes à gestão[19,20]. Apesar da reconhecida e estreita relação entre os sistemas de monitoramento e avaliação de desempenho, os estilos de gestão e as concepções de *accountability* pública, nenhum dos modelos apresentados problematiza essa questão, muito menos estabelece fronteiras entre os processos de acompanhamento de medidas e síntese avaliativas incorporando as instâncias participativas do SUS, reduzidas à pactuação de objetivos e metas. Buscando qualificar o debate sobre a oposição/complementariedade entre as funções esperadas para as apreciações de desempenho, ou seja, a de controle *versus* a de reflexão situada para remodelagem ou inovação organizacional dos serviços de saúde, optou-se nessa pesquisa pela utilização do modelo de desempenho integrado, denominado *Évaluation Globale et Intégrée de la Performance dês Systèmes de Santé* (EGIPSS) (Figura 5.1). O modelo EGIPSS de uma perspectiva sistêmica concebe organizações de saúde (sistemas de serviços de saúde) como arranjos complexos de ação (trabalho) com funções em quatro domínios: alcance de metas e objetivos, adaptação, manutenção e/ou criação de valores organizacionais e produção coordenada de ações, para alcance dos objetivos propostos (domínios funcionais). Os domínios têm relações dinâmicas entre si que são expressas por seis alinhamentos: o estratégico, o operacional, o tático, o contextual, o de legitimidade e o alocativo[3,21].

O modelo EGIPSS, utilizado em avaliações no Brasil[22-24], possibilita uma abordagem integrada dos processos e a mobilização dos profissionais, gestores e usuários finais do sistema, promove a existência de uma cultura organizacional comum, além de viabilizar comparações em diferentes momentos da intervenção. O modelo é promissor para a exploração da complementaridade entre monitoramento e avaliação e para embasar a discussão de sistemas de gestão de desempenho.

## HIPÓTESE DA AVALIAÇÃO

A implementação da estratégia DOTS e a inclusão das ações de prevenção e controle na AP implicam adaptações e mudanças dos valores organizacionais, reorganização dos processos de trabalho e ajustes a contextos específicos. Os cinco componentes do DOTS mencionados podem ser apreciados à luz dos domínios funcionais e dos alinhamentos do EGIPSS. Assim, a hipótese avaliativa é que o modelo EGIPSS permita a apreciação integrada da complexidade da estratégia DOTS, possibilitando a definição das bases de um sistema de gestão de desempenho, iluminando questões avaliativas pertinentes e acomodando arranjos sistêmicos apropriados.

## O MODELO DE AVALIAÇÃO

Foi realizada uma avaliação externa de abordagem colaborativa, considerando o envolvimento dos *stakeholders* na condução dos processos avaliativos. Originária de um edital de pesquisa, a avaliação foi conduzida por uma equipe independente, não diretamente envolvida com o avaliando. Avaliações colaborativas pressupõem alianças diferenciadas entre avaliadores e *stakeholders*, considerando o processo de tomada de decisões técnicas, a inclusão de representações da diversidade de envolvidos e o protagonismo desses atores[25]. O processo colaborativo, além de tomar

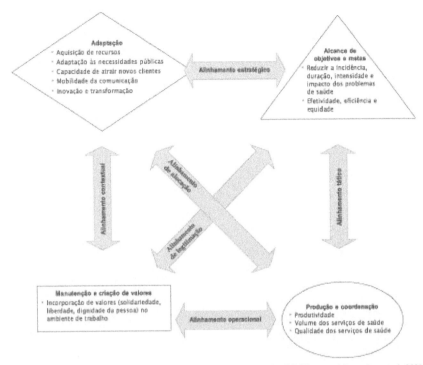

**Figura 5.1** Modelo de Avaliação de Desempenho Integrado – EGIPSS. (Contrandriopoulos et al., 2008.)

como referência as avaliações baseadas em teoria, com ênfase na validade de construto[26,27], permite arranjos de acomodação a interesses dos atores envolvidos. A inclusão dos diversos *stakeholders* ocorre para fortalecer o desenho avaliativo, ampliando a coleta e a análise das informações e, predominantemente, favorecendo a compreensão e a utilização dos resultados.

As avaliações com condução técnica pela equipe de análise, o compartilhamento de decisões técnico-operacionais e a discussão dos cenários de utilização com os principais usuários potenciais são usualmente classificadas como exemplos de avaliações participativas pragmáticas (*Practical Participatory Evaluation* [P-PE])[25,28]. Essa modelagem costuma se diferenciar da avaliação participativa transformadora (*Transformative Participatory Evaluation* [T-PE]), em que os *stakeholders* (indivíduos ou grupos) têm acesso não somente aos processos técnicos de coleta de dados, análise e disseminação, mas se apropriam, por meio de aprendizagem reflexiva, de quaisquer ações transformadoras que possam compor ou resultar do processo avaliativo[29].

Para a pesquisa avaliativa foi utilizado o desenho de estudo de dois pares de casos contrastantes, envolvendo quatro municípios. Os municípios foram incluídos por atenderem aos critérios de seleção definidos em conjunto com o PNCT: ser município prioritário para o PNCT, apresentar as ações de TB descentralizadas para a AP, ter população maior do que 100.000 habitantes, possuir os dois modelos operacionais de atenção – Unidades de Saúde da Família (USF) e Unidades Básicas de Saúde (UBS) –, sendo um município de presumido sucesso e outro presumidamente crítico em relação às taxas de cura e abandono do tratamento em 2013.

Alinhando-se à perspectiva da abordagem colaborativa, integrantes da equipe de avaliação reuniram-se com a equipe do PNCT com o objetivo de compartilhar a proposta de avaliação, definir os critérios e estabelecer uma primeira escolha dos casos. Como desdobramento foram escolhidos os estados de Pernambuco e do Rio de Janeiro e adotada para a seleção dos municípios a média de cada estado para as taxas de cura e abandono em vez da média nacional. O PNCT viabilizou o contato com a coordenação estadual de Pernambuco que, por sua vez, intermediou a comunicação com os coordenadores municipais do programa de TB. Outro ponto acordado consistiu na devolutiva da avaliação, sendo sugerido que os resultados fossem apresentados em reunião anual rotineiramente realizada com os monitores do PNCT. Os encontros com as coordenações municipais resultaram na seleção de unidades de saúde de diferentes modelos operacionais existentes nos municípios: USF, policlínicas e UBS.

Como em Olinda todas as UBS foram transformadas em USF, o estudo abrangeu quatro unidades de observação, sendo duas policlínicas e duas USF. Em Recife foram escolhidas seis unidades: duas UBS, duas policlínicas e duas USF.

A avaliação utilizou-se da combinação de técnicas e fontes. A coleta de informações deu-se através de entrevistas com coordenadores municipais e distritais do programa de TB e com os responsáveis pelo Programa de Controle da Tuberculose (PCTB) das unidades. Foram realizadas oito entrevistas em Olinda e 20 em Recife. Também foram utilizados como fonte de informação os livros de acompanhamento de pacientes, o registro de sintomáticos respiratórios e as anotações de campo advindas da observação direta da estrutura e do atendimento da unidade, conforme apresentado no Quadro 5.1.

O material das entrevistas, gravado e transcrito, foi apropriado por análise de conteúdo temático categorial[30]. Todas as informações oriundas dos livros foram digitadas e analisadas em planilhas do *software* Excel.

**Quadro 5.1** Matriz de informação

| Municípios | Fonte de coleta e informantes | Instrumento de coleta | Análise dos dados |
|---|---|---|---|
| Recife e Olinda | Profissionais de saúde Gestores Unidades de saúde Livro de acompanhamento de pacientes Livro de sintomáticos respiratórios Unidades de saúde | Entrevistas semi-estruturadas Roteiros de observação direta Roteiro de análise do livro de acompanhamento de pacientes e do livro de sintomáticos respiratórios | Triangulação Complementaridade |

A triangulação e a complementaridade de técnicas de coleta e fontes de informação foram utilizadas de modo a aumentar a validade e ampliar o poder explicativo dos achados[31]. Procedeu-se então à apreciação lógico--estratégica e à apreciação de implementação.

Para a apreciação lógico-estratégica foram utilizados 24 indicadores e metas elencados a partir da revisão dos documentos e normas nacionais, sendo validados pela equipe técnica de monitoramento do PNCT. A apreciação foi organizada nas seguintes etapas:

a) Classificação dos indicadores/metas do PNCT de acordo com os quatro domínios do modelo EGIPSS e alinhamentos relacionados, de maneira a analisar a consistência entre as ações relativas a cada domínio. A classificação foi feita de maneira independente pela equipe de avaliação e pela equipe do PNCT, após leitura e discussão dos textos de apoio[32-35].

b) Caracterização dos domínios funcionais do Programa Municipal de Controle da Tuberculose (PMCT) dos dois municípios selecionados: verificação comparativa entre os indicadores/metas do PNCT e do PMCT por domínio funcional para apreciação de conformidade.

c) Síntese da apreciação lógico-estratégica, destacando-se as divergências em contexto.

Para a apreciação de implementação[32-35] foram analisados os recursos e as atividades envolvidos nas ações de prevenção e controle de TB, de acordo com sua disponibilidade (D), sua suficiência (S) e sua conformidade (C) com as normas técnicas. Os passos da apreciação de implementação foram:

a) Análise comparativa do alcance observado para as metas do PMCT, considerando o padrão PNCT (metas nacionais).

b) Descrição do perfil de alcance das metas do PMCT, contrapondo-os aos domínios funcionais do EGIPSS.

c) Descrição dos fatores facilitadores e barreiras, considerando as falas dos atores entrevistados. Para cada indicador procedeu-se à retroanálise[35,36], ou seja, a identificação de fatores facilitadores (sinérgicos) e obstáculos (antagonistas) no sentido da execução das metas. Assim, a partir dos indicadores percorreu-se a cadeia de eventos lógicos no sentido resultados-insumos, identificando-se eventos sinérgicos, antagonistas e inesperados. É importante aproximar a noção de fator facilitador da ideia de sinergismo. As condições necessárias ao funcionamento das ações não devem ser consideradas como facilitadoras, e sim aquelas que lhes conferem atributos ou requisitos de "ótimo" funcionamento. Por exemplo, a disponibilidade do medicamento no prazo de validade para dispensação é condição necessária para o tratamento. Condição facilitadora consistiria na existência de processos de gestão da assistência farmacêutica que garantissem um histórico de continuidade da qualidade do insumo e coordenação com as atividades da dispensação. No caso em estudo, podem ser tomadas como exemplo as equipes de saúde da família. A existência das equipes completas que respondam à demanda é condição necessária. O fato de as equipes estarem integradas às redes locais, sensibilizadas, capacitadas e comprometidas com as metas previstas pelo PNCT é condição facilitadora.

Como parâmetros para apreciação da implementação de recursos e atividades foram utilizados os seguintes critérios acordados entre a equipe de avaliação e os usuários potenciais prioritários: implementado (I), quando atendiam aos três critérios (disponibilidade, suficiência e conformidade); parcialmente implementado (PI), quando apresentavam um ou dois critérios; e não implementado (NI), quando não apresentavam nenhum dos critérios exigidos. Foram consideradas como desempenho bem-sucedido dos PMCT as ações em conformidade com as diretrizes do PNCT e o alcance das metas locais propostas.

## ACHADOS E DISCUSSÃO

### Apreciação lógico-estratégica

A aplicação do modelo tornou possível alinhar ao modelo EGIPSS os indicadores de monitoramento de desempenho utilizados pelo PNCT e visualizar a conformidade dos indicadores municipais em relação ao preconizado pelo PNCT, conforme apresentado na Tabela 5.2.

Na apreciação estratégica do PNCT destacam-se o predomínio de metas associadas às relações entre a produção coordenada de ações e os objetivos técnicos propostos, concentrando-se, portanto, no alinhamento tático.

A análise lógica enfoca a plausibilidade das hipóteses sobre o modo de funcionamento das ações e suas interfaces com os usuários. Adicionalmente, considera a validade operacional, isto é, se os meios propostos permitem que os objetivos sejam alcançados. Em ambos os municípios, Olinda e Recife, as metas e indicadores apresentam-se em conformidade com as diretrizes nacionais. Olinda congrega ainda em seu Plano Municipal de Saúde (2013-2017) duas metas adicionais: examinar 80% dos contatos domiciliares dos casos bacilíferos de TB e realizar ações de promoção, prevenção da TB e acompanhamento de casos diagnosticados nas instituições de longa permanência. No que se refere a Recife, o PMCT incorpora em seu Plano Municipal de Saúde (2013-2017) três metas adicionais: implantar a rede de atendimento aos pacientes de tuberculose multirresistente (TB-MR) em seis unidades de saúde acolhedoras (alinhamento contextual), implantar seis referências para atendimento dos pacientes de TB com esquemas especiais, consistindo no tratamento dos efeitos adversos (alinhamento contextual), e ampliar o exame de contatos de TB de 43,3% para 65,0% (alinhamento tático). A ampliação ou mesmo a adequação das metas à capacidade de resposta dos PMCT, incluindo, por exemplo, aumento das taxas de cura, redução do abandono, assim como aumento da testagem anti-HIV, como sinalizado na Tabela 5.2, necessita de novos arranjos e da articulação com outras áreas e setores para seu pleno desenvolvimento[23].

As metas de alinhamento contextual materializam o processo de descentralização, e o processo parece se difundir para o fomento de valores organizacionais incluídos no escopo das capacitações previstas. Chama a atenção a pouca ênfase dada a metas relacionadas aos domínios de adaptação e suas relações com os domínios da produção de ações coordenadas (alinhamento alocativo) e da produção e manutenção de valores organizacionais com o da produção coordenada de ações (alinhamento operacional). Ressalta-se que o período avaliado é exatamente posterior ao fim do apoio do Fundo Global às ações de prevenção e controle no país e de reconhecido esforço para a incorporação das ações de prevenção e controle da TB na AB[37].

Parte I – Considerações Metodológicas e Estudos de Avaliação de Desempenho

**Tabela 5.2** Análise lógico-estratégica dos PMCT de Olinda e Recife

| Domínio | Alinhamento | Metas/objetivos/indicadores selecionados | PNCT | Olinda | Recife |
|---|---|---|---|---|---|
| Produção/coordenação e alcance de metas | Tático | Realizar o TDO em 80% dos casos novos | S | S | S |
| | | 100% dos casos de multirresistência TB-MR em tratamento TDO | S | S | S |
| | | Ter 100% das unidades básicas de saúde realizando TDO | S | S | S |
| | | Ter 100% dos casos de TB pulmonar com baciloscopia realizada | S | S | S |
| | | Exames de cultura para 100% dos casos de retratamento e população vulnerável | S | S | S |
| | | Ampliar a taxa de cura de TB pulmonar bacilífera para 85% até 2015, sendo 80% em 2011 | S | 85% 2017 | 75% |
| | | Reduzir para menos de 5% o abandono de tratamento dos casos novos até 2015, sendo 8% em 2011 | S | S | 12% 2011 |
| | | Realizar exame de cultura em 80% dos casos de retratamento até 2015, sendo 60% em 2011 | S | S | S |
| | | Testagem anti-HIV entre os casos novos de TB ampliada, passando de 53% em 2012 para 65% em 2013 | S | 80% 2015 | 85% |
| Adaptação e valores organizacionais | Contextual | Descentralização dos exames de cultura para os laboratórios municipais | S | S | S |
| | | Inclusão da raça/cor na análise epidemiológica sobre TB | S | S | S |
| | | Teste rápido para diagnóstico de TB implementado na cidade | S | S | S |
| | | Descentralização das ações de controle TB para 100% das US da AP | S | S | S |
| | | Utilização de estratégias de comunicação e mobilização social | S | S | S |
| Valores organizacionais e produção/coordenação | Operacional | 100% dos laboratórios que realizam exame de TB com controle de qualidade | S | S | S |
| | | Realizar capacitações rotineiramente de acordo com a política do MS | S | S | S |
| | | Ter 100% dos profissionais de saúde com acesso contínuo aos EPI adequados | S | S | S |
| | | Satisfação do profissional de saúde em relação ao trabalho (motivação, comprometimento) | S | S | S |
| Valores organizacionais e alcance de objetivos | Legitimidade | Incorporação dos conselhos de saúde e das associações de pessoas afetadas nas atividades de controle | S | S | S |
| | | Realizar parceria com a sociedade civil para o desenvolvimento das ações de TB | S | S | S |
| Adaptação e alcance de objetivos e metas específicas | Estratégico | Taxa de incidência de TB reduzida para 37% em 2013 | S | S | S |
| | | Estabelecer parcerias com universidades ou instituições de pesquisa para o desenvolvimento de pesquisas operacionais | S | S | S |
| Produção/coordenação e adaptação | Alocativo | Transferência de recursos federais para os municípios prioritários | S | S | S |

Tanto nas diretrizes nacionais como nos dois municípios, há uma concentração maior de indicadores e metas no domínio de produção coordenada de atividades. Conforme descrito no estudo de Dobashi et al.[24], no qual também foi aplicado o modelo EGIPSS para avaliação de 17 hospitais regionais do estado do Mato Grosso do Sul, é nesse domínio que se encontra a maioria dos indicadores utilizados para medir o desempenho dos estabelecimentos, pois trata-se do núcleo técnico da organização. Os achados sugerem um esforço local de mensuração tática pautado pelas diretrizes nacionais. Não há referência a ajustes, a não ser o redimensionamento das metas referentes a taxas de cura e testagem para o HIV nos dois municípios e à taxa de abandono em Recife.

## Apreciação de implementação

Para a apreciação de implementação, os recursos e atividades foram considerados de acordo com sua disponibilidade, suficiência e conformidade. Em seguida, procedeu-se à descritiva analítica dos fatores facilitadores e das barreiras em contexto. Foram analisados 18 tipos de recursos adequadamente distribuídos por atividades referentes aos alinhamentos tático, alocativo e contextual. Em Olinda (Tabela 5.3), nove itens estavam implantados, dois itens não implantados, e sete tinham implementação parcial, quatro foram considerados insuficientes, mas em conformidade, e dois insuficientes e em não conformidade. O maior volume de recursos (15 itens) pertence ao alinhamento tático (produção coordenada para alcance de metas).

Em Recife, seis recursos estratégicos encontravam-se implantados, dez deles estavam com implementação parcial (oito insuficientes, mas em conformidade e três insuficientes e em não conformidade) e um não estava implantado. Assim como em Olinda, o maior volume de recursos (15 itens) pertencia ao alinhamento tático (produção-alcance de metas). Cabe ressaltar que o PPD se encontrava em falta em todo o território nacional, o que determinou a não implementação da atividade em ambos os municípios estudados.

Sobre as atividades (Tabela 5.4), foram analisados 24 indicadores, também relacionados aos domínios funcionais, e os alinhamentos pertinentes.

Em Olinda, nove atividades encontravam-se implementadas e 14 atividades foram classificadas como parcialmente implementadas (12 em conformidade, mas insuficientes, e duas suficientes, embora em não conformidade com as normas técnicas). Como já referido, metas relacionadas ao PPD não foram realizadas em virtude da falta do insumo no período.

**Tabela 5.3** Perfil de implementação dos recursos, por critérios, segundo os alinhamentos do modelo EGIPSS – Olinda e Recife

| Domínio | Alinhamento | Recursos | Olinda D | Olinda S | Olinda C | Perf Imp | Recife D | Recife S | Recife C | Perf Imp |
|---|---|---|---|---|---|---|---|---|---|---|
| Produção/ coordenação e alcance de metas | Tático | Baciloscopia diagnóstica | S | S | S | I | S | S | S | I |
| | | Medicamentos de TB | S | S | S | I | S | S | S | I |
| | | Manual de TB | S | S | S | I | S | S | S | I |
| | | Livro de acomp. de casos | S | S | S | I | S | S | S | I |
| | | Sala de coleta | S | S | S | I | S | S | S | I |
| | | Laboratório de referência | S | S | S | I | S | S | S | I |
| | | Equipe de saúde | S | S | S | I | S | N | S | PI |
| | | Máscaras | S | S | S | I | S | N | S | PI |
| | | Unidades de saúde | S | S | S | I | S | N | S | PI |
| | | Livro de sintomáticos respiratórios | S | S | N | PI | S | N | N | PI |
| | | Veículo para o programa | S | N | S | PI | S | N | S | PI |
| | | Teste de HIV | S | N | S | PI | S | N | S | PI |
| | | Sala de consulta | S | N | N | PI | S | N | N | PI |
| | | Infraestrutura de TI | S | N | N | PI | S | N | N | PI |
| | | Teste tuberculínico | N | N | N | NI | N | N | N | NI |
| Adaptação/produção coordenada | Alocativo | Recursos financeiros | S | N | S | PI | S | N | S | PI |
| Adaptação e valores organizacionais | Contextual | Material educativo | S | N | S | PI | N | N | S | PI |
| | | Incentivo | N | N | N | NI | N | N | N | PI |

D: disponibilidade; S: suficiência; C: conformidade; Perf Imp: perfil de implementação; S: sim; N: não; I: implementado; PI: parcialmente implementado; NI: não implementado.

Na análise do livro de sintomáticos respiratórios e do livro de acompanhamento de casos de Olinda, identificou-se sua baixa utilização como instrumentos norteadores para a detecção de casos no território. Apesar de ter sido encontrado um registro adequado da identificação dos contatos, há poucos registros de exame desses. Foi observado também um registro insuficiente do exame de cultura para os casos de retratamento. Algumas unidades realizam TDO e o registro apropriado no livro de acompanhamento dos casos de TB, apresentando boa qualidade de preenchimento. Comparando e complementando as informações dos livros de registro com as das entrevistas, foi possível identificar no município de Olinda o predomínio da incorporação das diretrizes DOTS por meio das seguintes atividades: execução do TDO, descentralização do TDO para 100% da atenção primária e expansão da testagem de HIV entre casos novos. Contudo, o volume de atividades produzidas e sua coordenação ainda são considerados insuficientes para responder completamente à demanda local. Isso é evidenciado pela implementação parcial de 14 atividades (alinhamento tático).

A síntese da apreciação de implementação de Olinda (Figura 5.2) sinaliza que todos os alinhamentos estão contemplados no modelo de desempenho, sendo dois alinhamentos implementados (estratégico e de legitimação). O alinhamento tático tem implementada a realização de baciloscopia e baciloscopia de controle, assim como o tratamento autoadministrado. As demais atividades estão parcialmente implementadas, em sua maioria estão disponíveis, em conformidade, mas em número insuficiente. Sobre o TDO, vale ressaltar que sua compreensão e incorporação variam de acordo com a equipe entrevistada.

Em Recife (Tabela 5.4), seis atividades encontravam-se implementadas, incluindo o tratamento autoadministrado, a realização de parcerias, a utilização de estratégias de comunicação e de mobilização social, a incorporação do debate sobre TB nos conselhos de saúde e parcerias com a sociedade civil e de cunho intersetorial. Dezesseis atividades foram classificadas como parcialmente implementadas: dez em conformidade, mas sendo executadas de maneira insuficiente e, apesar de disponíveis, quatro estavam implementadas de forma insuficiente e em não conformidade e duas em não conformidade, mas suficientes.

A análise do livro de sintomáticos respiratórios e do livro de acompanhamento de casos de Recife também evidenciou a insuficiente utilização dessas informações para a programação das ações e o desconhecimento da equipe relativo à estimativa do número de sintomáticos respiratórios no território. Evidenciaram-se também a falta de registro sistemático dos casos em quimioprofilaxia e a realização insuficiente da testagem de HIV

| Domínio | Alinhamento | Recursos | Olinda D | Olinda S | Olinda C | Olinda IMP | Recife D | Recife S | Recife C | Recife IMP |
|---|---|---|---|---|---|---|---|---|---|---|
| Produção/coordenação e alcance de metas | Tático | Tratamento autoadministrado | S | S | S | I | S | S | S | I |
| | | Realização de baciloscopia | S | S | S | I | S | N | S | PI |
| | | Baciloscopia de controle | S | S | S | I | S | N | N | PI |
| | | TDO | S | S | N | PI | S | N | N | PI |
| | | Solicitação de cultura | S | N | S | PI | S | S | N | PI |
| | | Testagem de HIV | S | N | S | PI | S | N | S | PI |
| | | Avaliação de contatos | S | N | S | PI | S | N | S | PI |
| | | Busca de sintomáticos respiratórios | S | N | S | PI | S | N | N | PI |
| | | Solicitação de cultura para retratamento | S | N | S | PI | S | N | N | PI |
| | | Uso de EPI | S | N | S | PI | S | N | N | PI |
| | | Realização de teste tuberculínico (PPD) | N | N | N | N | N | N | N | NI |
| Adaptação e valores organizacionais | Contextual | Fluxos de transporte laboratoriais | S | S | N | PI | S | S | N | PI |
| | | Fluxos de referência/contrarreferência | S | N | S | PI | S | N | N | PI |
| | | Realização de atividades educativas | S | N | S | PI | S | N | N | PI |
| | | Monitoramento | S | N | S | PI | S | N | N | PI |
| Valores organizacionais e produção/coordenação | Operacional | Realização de supervisão nas unidades | S | N | S | PI | S | N | S | PI |
| | | Realização de treinamentos/capacitação | S | N | S | PI | S | N | S | PI |
| Adaptação e alcance de objetivos e metas específicas | Estratégico | Parceria na realização de pesquisa | S | S | S | I | S | S | S | I |
| | | Integração com outros programas | S | S | S | I | S | N | S | PI |
| Valores organizacionais e alcance de objetivos | Legitimação | Comunicação e mobilização social | S | S | S | I | S | S | S | I |
| | | Incorporação debate sobre TB conselhos de saúde | S | S | S | I | S | S | S | I |
| | | Parceria da sociedade civil | S | S | S | I | S | S | S | I |
| | | Parcerias intersetoriais | S | S | S | I | S | S | S | I |
| Produção/coord. adaptação | Alocativo | Transferência de recursos para o PMCT | S | N | S | PI | S | N | S | PI |

D: disponibilidade; S: suficiência; C: conformidade; IMP: perfil de implementação; S: sim; N: não; I: implementado; PI: parcialmente implementado; NI: não implementado.

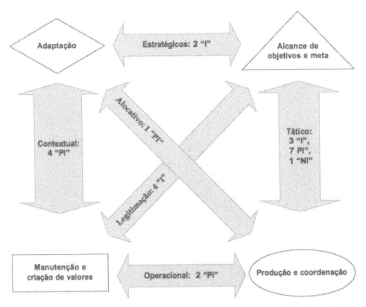

**Figura 5.2** Síntese da apreciação de implementação das atividades – Olinda.
(I: implementado; PI: parcialmente implementado; NI: não implementado.)

para os casos novos de TB. Além disso, observou-se que o tempo médio entre a solicitação da baciloscopia e o acesso ao resultado era de 7 dias, sendo ainda mais longo em algumas unidades, postergando o início do tratamento. Identificaram-se a não realização do TDO conforme preconizado pelo Ministério da Saúde, o registro de cura sem comprovação bacteriológica, a identificação e avaliação deficientes dos contatos e a baixa realização do exame de cultura para os casos de retratamento.

Complementando essas informações com as obtidas nas entrevistas, foi possível capturar as dificuldades de incorporação das diretrizes da estratégia DOTS para além da dispensação do TDO, incluindo problemas de descentralização do TDO para 100% da AP e de expansão da testagem de HIV entre casos novos de TB, assim como questões relacionadas ao estigma da doença, informado por alguns agentes comunitários de saúde. As razões referidas incluíram o medo dos profissionais de saúde de contraírem a doença e o das pessoas vivenciando a doença de serem identificadas. A síntese dos achados de Recife é apresentada na Figura 5.3.

A respeito das dificuldades de incorporação do TDO por parte das equipes de saúde, principalmente de Recife, Figueiredo *et al.*[10] relatam que é necessário investigar os aspectos organizacionais que seriam obstáculos à efetiva incorporação e sustentabilidade das ações de TB na AP. Para isso, seria importante conscientizar e capacitar gestores e profissionais para a construção de um novo paradigma na assistência aos pacientes com TB.

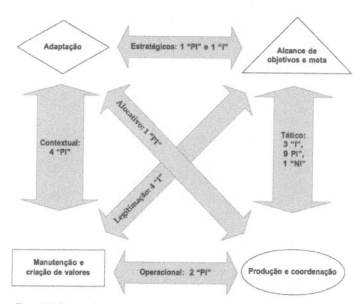

**Figura 5.3** Síntese da apreciação de implementação das atividades – Recife. .
(I: implementado; PI: parcialmente implementado; NI: não implementado.)

A questão da descontinuidade dos incentivos, como cesta básica e vale transporte, identificada tanto em Olinda como em Recife, é destacada em outros estudos sobre desempenho do programa de TB no Brasil desde os primeiros anos de implementação da estratégia DOTS[38,39]. Esses recursos são considerados facilitadores importantes para o tratamento, e sua interrupção pode acarretar a não adesão do paciente e repercutir no planejamento das ações.

Em trabalho de revisão sobre avaliação de desempenho das ações do PCT em serviços de AP, Arakawa *et al.*[40] sinalizam que o estudo do tema da avaliação ainda está aquém de outros frequentemente estudados quando se trata da TB. Os autores apontam que os artigos destacam a importância de integrar os recursos e atividades que fazem parte do PCT e da coordenação desses na rede de serviços no sistema de saúde para a consecução dos objetivos e metas propostos, tal como observamos nos municípios de Recife e Olinda.

## FACILITADORES E BARREIRAS

Em Olinda, verificou-se a presença de todos os insumos essenciais, como medicamentos e equipes da Estratégia de Saúde da Família predominantemente completas, sendo as unidades de saúde situadas próximas aos locais de residência dos usuários, a oferta contínua de TDO nas USF e o empenho dos ACS para realização de ações de busca ativa, avaliação de contatos e acompanhamento do tratamento. Os principais fatores facilitadores foram o claro comprometimento e a integração das equipes. Ressaltem-se ainda o acolhimento amigável e a ênfase na criação do vínculo com o paciente.

Foram ainda citados o fato de as policlínicas funcionarem de portas abertas à demanda espontânea, o suporte oferecido pela Coordenação de TB para encaminhamentos e supervisão, bem como o apoio por parte dos Núcleos de Apoio à Saúde da Família (NASF). Além disso, foi destacada a articulação com os programas de saúde mental e da Secretaria de Assistência Social, considerados importantes para o desenvolvimento de ações junto às populações vulneráveis, a integração com alguns programas, principalmente de HIV/AIDS, e o "olhar diferenciado" das equipes para a busca ativa e de contatos. Alguns profissionais destacaram a importância do uso de fichas internas de monitoramento. Foi enfatizada pela gestora a existência do boletim mensal de monitoramento das unidades de saúde.

Em termos de dificuldades em Olinda, os entrevistados se queixaram da ambiência física, principalmente no que diz respeito ao número de salas de atendimento, a falta de incentivos, principalmente após a saída do Fundo Global, e a insuficiência de recursos humanos, em especial de médicos pneumologistas. Em relação ao contexto de Olinda, as dificuldades mais recorrentes foram a configuração e a insalubridade das residências, a vulnerabilidade da população atingida pela TB (pobres, usuários de drogas, alcoolistas e com problemas mentais), as áreas descobertas pela ESF e o estigma da doença.

Em Recife foram destacados como facilitadores o fato de as unidades de saúde ficarem próximas dos locais de moradia da população, o transporte ágil para o material de coleta de exames (*motoboy*), a implantação do Gerenciador de Exames Laboratoriais (GAL), a flexibilidade dos horários de atendimento (entrega de escarro, por exemplo) e a reforma em andamento das unidades de saúde. Os profissionais apontaram o fluxo de cooperação adequado entre a coordenação de TB no distrito e as unidades de saúde, principalmente para encaminhamentos e supervisão, e o matriciamento para adequação do protocolo do Ministério da Saúde. Foram enfatizadas a articulação com os programas Saúde Mental, Tabagismo, Consultórios de Rua e na Rua e Saúde na Escola e a parceria com o Programa de DST/AIDS e algumas ONG. Além disso, foram citadas as capacitações frequentes em TB, as estratégias de monitoramento sistemático das ações, a realização de mutirões de busca ativa duas vezes por ano e a realização de ações educativas continuadas.

As falas dos profissionais e gestores de Recife ilustram algumas dificuldades relacionadas à ambiência física e à falta de incentivos, às dificuldades de conectividade e à falta de veículo para realizar a supervisão e o monitoramento. Foram também descritas as dificuldades relacionadas ao contexto de Recife. Para os gestores, os obstáculos estão relacionados com a configuração e a insalubridade das residências, o tipo de população atingida pela TB, a dificuldade de integrar a vigilância epidemiológica e a AP, além da existência de áreas na cidade ainda descobertas pela ESF. Os profissionais de saúde apontaram desafios relacionados à situação epidemiológica considerada "ruim", a questão da violência urbana, principalmente relacionada ao narcotráfico, o tipo de população atingida pela TB, o acesso aos contatos da população carcerária, a existência de áreas na cidade ainda descobertas pela ESF, além do fato de a TB ser ainda uma doença estigmatizante.

A apreciação lógico-estratégica das ações nas unidades estudadas sinalizou que os objetivos e metas do PMCT encontram-se em conformidade com os objetivos e metas do PNCT, tendo sido incluídas metas adicionais para responder aos desafios dos contextos locais. É interessante ressaltar que, embora informados como existentes e considerados positivamente pelos profissionais, padrões cooperativos de organização do trabalho não se materializam em metas programáticas. Da mesma maneira, metas referentes a orçamentário e financeiro têm pouco destaque.

Na apreciação de implementação observa-se o predomínio do alinhamento tático (domínio da produção coordenada em relação ao alcance de metas e objetivos). Embora contemplados, os demais domínios e alinhamentos não destacam as dificuldades relativas à saída dos incentivos implementados durante o projeto do Fundo Global. Em Olinda, observam-se o predomínio da incorporação da estratégia DOTS nas USF e a expansão da testagem para o HIV entre os casos novos. Cabe ressaltar que, apesar do registro da identificação dos contatos, existe uma baixa avaliação desses.

Em Recife, o único alinhamento plenamente implementado é o de legitimação, sinalizando a importância das parcerias e articulações com a comunidade civil e ações intersetoriais para o alcance das metas propostas pelo PMCT. Observam-se, no entanto, dificuldades operacionais relacionadas à magnitude das atividades realizadas (alinhamento tático) e principalmente à incorporação plena de alguns componentes da estratégia DOTS. As equipes USF e dos centros de saúde (CS) apresentam variações na compreensão e na administração do TDO e os ACS apresentam limitações na execução das atividades vinculadas à administração observada do tratamento. Observou-se também uma integração frágil intrassetorial, isto é, entre a vigilância epidemiológica e a AP.

De maneira resumida, a análise lógico-estratégica aponta em ambos municípios para a fidelidade às diretrizes nacionais. As evidências indicativas de acomodação às necessidades locais ainda revelam dificuldades de exercício dos quatro domínios funcionais abordados pelo modelo EGIPSS. O predomínio de metas de alinhamento tático, em detrimento dos alinhamentos contextuais, operacionais e alocativo, em um momento de transição das ações de controle de TB para a AP enfatiza a importância de repensar escolhas moldadas de acordo com as realidades locais.

A apreciação de implementação aponta para a implementação parcial em ambos os municípios, apesar do diferencial observado entre eles. Tomando-se a implementação como desfecho de desempenho de sucesso, pode-se afirmar que os dois municípios têm dificuldades. Entretanto, dois pontos merecem discussão. O primeiro deles diz respeito à equivalência de desempenho à noção de alcance de metas, sem considerar a complexidade das diferentes funções imbricadas no controle do agravo. O segundo refere-se à importância de não se abordarem igualmente realidades urbanas que, embora inter-relacionadas, caracterizam-se pela diversidade em magnitude, intensidade dos processos de transmissão e circulação de pessoas, bens e poder de decisão.

## RECOMENDAÇÕES

Essas recomendações foram formuladas em conjunto com os PMCT locais a partir da devolutiva da avaliação, sendo apresentadas por domínios e alinhamentos.

A apreciação lógico-estratégica sugere claramente a necessidade de incorporação de metas que materializem as atividades de governança e de aproximação entre custo e efetividade. A carência de recursos considerados indispensáveis, como os incentivos para o paciente e para os próprios profissionais e o transporte para deslocamentos de visitas e supervisões sem fornecimento de alternativas viáveis, desestimula o trabalho em equipe. Não há metas que materializem mudanças dessa situação nem supervisão tecnologicamente assistida, nem há a perspectiva imediata de qualquer incentivo para o paciente em tratamento. As dificuldades observadas na implementação reforçam algumas sugestões sintetizadas no Quadro 5.2.

Em Olinda, as evidências reforçam a necessidade de oferecer retorno aos profissionais sobre os dados do livro de acompanhamento de casos pela supervisão do PMCT, de modo que as informações geradas possam nortear as ações da equipe local, sensibilizando-a para a importância do preenchimento adequado do livro e de seu uso para o planejamento das ações. Nesse município, os profissionais reforçaram que os atrasos nos resultados de exames estavam relacionados a problemas com o preenchimento dos formulários de pedido de exames e com o acondicionamento adequado do material coletado. Desse modo, sugeriram a realização de oficina específica para estabelecer de maneira conjunta os Procedimentos Operacionais Padrões (POP) para esses procedimentos, buscando a redução do número de exames não realizados por amostras inadequadas, assim como do atraso no recebimento dos resultados por dificuldade na identificação da unidade solicitante.

A busca e o exame dos contatos foram bastante problematizados. Em Olinda deu-se ênfase à intensificação das ações de busca ativa, especialmente para áreas onde a configuração das moradias, com casas muito aglomeradas e de difícil acesso, demanda alternativas para a identificação e busca dos contatos. Em ambos os municípios foi destacada a necessidade de incorporar nas supervisões a utilização do livro de acompanhamento para programação e ajustes das atividades. Em Recife enfatizou-se a necessidade de transporte exclusivo para as coordenações distritais com várias finalidades, como visitas a faltosos e supervisão presencial.

Em relação a Recife, a avaliação pontuou as seguintes recomendações: (a) promover reuniões com os ACS para reflexão sobre o papel desempenhado e sua inserção no PMCT, reforçando sua importância para a incorporação do TDO na AP; (b) articular as ações da vigilância epidemiológica com a AP de maneira que possam trabalhar de modo colaborativo e otimizado no controle da doença; (c) incrementar as atividades de sensibilização e mobilização da população para o problema da TB (por exemplo, nas escolas); (d) investir na informatização dos serviços de saúde; (e) disponibilizar transporte exclusivo para as coordenações distritais; (f) realizar oficinas distritais sobre o registro das informações de TB em que os profissionais de saúde trabalhariam no delineamento do perfil epidemiológico local e das práticas das equipes a partir dos dados do livro de acompanhamento de casos e do livro de sintomáticos respiratórios, por exemplo; (g) promover palestras temáticas regulares com as equipes, abordando assuntos identificados pelas coordenações como fragilidades para a execução das ações no nível local; (h) possibilitar que no organograma municipal os coordenadores distritais de TB fiquem subordinados diretamente ao coordenador municipal.

Como era esperado, as recomendações refletem os alinhamentos contemplados nas metas preconizadas para as diretrizes nacionais e adaptadas aos contextos municipais. Dois pontos ainda merecem recomendações

**Quadro 5.2** Recomendações de acordo com os domínios e alinhamentos de desempenho

| Domínio | Alinhamento | Olinda | Recife |
|---|---|---|---|
| Produção/coordenação e alcance de objetivos | Tático | Implementar na rotina de supervisão ênfase no uso do livro de acompanhamento para o planejamento<br><br>Implementar procedimento padrão para coleta, acondicionamento e redução de amostras descartadas | |
| Adequação e alcance de objetivos | Estratégico | | Sensibilização da população para ações de prevenção e controle |
| Adequação e produção coordenada e ação | Alocativo | Ofertar incentivos, como a cesta básica e o vale transporte, para os pacientes em vulnerabilidade social que estejam em tratamento de modo a estimular a adesão | Investir na informatização dos serviços de saúde<br><br>Ofertar incentivos, como a cesta básica e o vale transporte, para os pacientes em vulnerabilidade social que estejam em tratamento de forma a estimular a adesão<br><br>Transporte exclusivo para coordenações distritais |
| Adequação e produção e manutenção de valores institucionais | Contextual | Buscar de forma compartilhada estratégias inovadoras para a busca de contatos | Promover reuniões com os ACS para reflexão sobre o papel desempenhado e sua inserção no PMCT, reforçando sua importância para a incorporação do TDO na AP |
| Produção e manutenção de valores institucionais e produção coordenada e ação | Operacional | | Articulação entre vigilância epidemiológica e atenção básica para trabalho colaborativo<br><br>Promover palestras temáticas regulares com as equipes, abordando assuntos identificados pelas coordenações como fragilidades para a execução das ações no nível local<br><br>Realizar oficinas distritais sobre o registro das informações de TB |
| Manutenção e criação de valores organizacionais e alcance de metas e objetivos | Legitimação | | Possibilitar que no organograma municipal os coordenadores distritais de TB fiquem subordinados diretamente ao coordenador municipal |

especiais. O primeiro diz respeito à relação entre o município sede de Região Metropolitana e seus municípios satélites, como no caso estudado. É notável que as metas não reflitam atividades de interação, especialmente aquelas relativas ao acompanhamento de casos que necessitem assistência especializada ou mesmo seguimento de pacientes e de informações. Em casos de doenças associadas a estigma, como a TB especialmente em coinfecção com o HIV, é comum a migração de pacientes para tratamento. É indispensável o acompanhamento desse grupo quando se consideram as chances de complicações e óbitos. O segundo explicita-se pela utilização do modelo, quando ficam evidenciadas suas possibilidades de expandir processos de mensuramento para captura de interações e relações do meio organizacional. Nesse sentido, para estudos posteriores sugere-se a incorporação sistêmica de um quinto domínio funcional, o de gestão de desempenho no modelo, ou a revisão da função alcance de metas e objetivos. A incorporação de um ou de outro fundada na função de *accountability* é compreendida para além do alcance de metas em políticas públicas.

## Agradecimentos

Agradecemos toda a equipe do Projeto Inova ENSP, aos Programas Nacional, Estadual e Municipal de Controle da Tuberculose e à ENSP/Fiocruz. Em especial, gostaríamos de registrar nossos agradecimentos a Pedro Paulo Chrispim, Amanda Pereira, Juliana Borenstein, Celita Almeida e Stefano Condotti, que participaram ativamente em diversas fases da pesquisa.

## Referências

1. Cardoso GCP, Abreu DMF, Oliveira G, Chrispim PPM, Santos EM. Avaliação de Desempenho do Programa de Controle da Tuberculose na Atenção Primária em três municípios: Relatórios Casos Recife e Olinda. Relatório Final. Rio de Janeiro (RJ): Laboratório de Avaliação de Situações Endêmicas Regionais, Escola Nacional de Saúde Pública Sergio Arouca, Fundação Oswaldo Cruz, 2016.

2. Escola Nacional de Saúde Pública (ENSP). Programa INOVA-ENSP. Programa de Apoio à Pesquisa, Desenvolvimento e Inovação em Saúde Pública da ENSP. 2009. [Acesso 24 ago 2013]. Disponível em: http://www.inova.fiocruz.br/edital/edital2010.pdf.

3. Contandriopoulus AP, Trottier LH, Champagne F. Improving performance: a key for Quebec's health and social services centres. Infoletter (Thema). 2008; 5(2):2-6.

4. Brasil. Ministério da Saúde. Portal Saúde. 2015. [Acesso 10 abr 2016]. Disponível em: http://portalsaude.saude.gov.br/index.php?option=com_content&view=article&id=11045&Item id=674.

5. Ruffino Netto A. Tuberculose: a calamidade negligenciada. Rev Soc Bras Med Trop. 2002; 35(1):51-8.

6. WHO – World Health Organization. WHO Tuberculosis Programme: framework for effective tuberculosis control. WHO: Geneva, 1994.

7. Brasil. Ministério da Saúde. Programa Nacional de Controle da Tuberculose. Brasília (DF): Ministério da Saúde, 2004.

8. Hijjar MA, Gerhardt G, Teixeira GM, Procópio MJ. Retrospecto do controle da tuberculose no Brasil. Rev Saúde Pública. 2007; 41(Supl 1):50-7.

9. Protti ST, Silva LMC, Palha PF, Villa TCS, Ruffino-Neto A, Nogueira JA, Sá LD. A gerência da Unidade Básica de Saúde no controle da tuberculose: um campo de desafios. A gerência da Unidade Básica de Saúde no controle da tuberculose: um campo de desafios. Rev Esc Enferm USP. 2010; 44(3):665-70.

10. Figueiredo TMRM, Villa TCS, Scatena LM et al. Desempenho da atenção básica no controle da tuberculose. Rev Saúde Pública. 2009; 43(5):825-31.

11. Hatry HP. Sorting the relationships among performance measurement, program evaluation and performance management. Performance management and evaluation. New Directions for Evaluation. 2013; 137:19-32.

12. Hunter DEK, Nielsen SB. Performance Management and Evaluation: Exploring Complementarities. Performance management and evaluation. New Directions for Evaluation. 2013; 137:7-17.

13. Mayne J. Accountability for program performance: a key to effective performance monitoring and reporting. In: Mayne J, Zapico-Goñi E. Monitoring performance in the public sector: future directions from international experience. Nova Jersey: Transaction Publishers, 2007: 157-73.

14. Reis AC. A noção de equilíbrio como proxy da avaliação de desempenho de sistemas de saúde [tese]. Rio de Janeiro: Escola Nacional de Saúde Pública Sérgio Arouca, Fundação Oswaldo Cruz, 2012.

15. Brasil. Diário Oficial da União, número 89, seção 1, página 14-17, de 11 de maio de 2016. Brasília (DF); 2016. [Acesso 16 mai 2016]. Disponível em: http//www.in.gov.br/autenticidade. html.00012016051100014.

16. Lahey R, Nielsen SB. Rethinking the relationship among monitoring evaluation and results-based management: observations from Canada. Performance management and evaluation. New Directions for Evaluation. 2013; 77:45-56.

17. Zapico-Goñi E. Performance monitoring for budget management: a new role of the budget center. In: Mayne J, Zapico-Goñi E. Monitoring performance in the public sector: future directions from international experience. Nova Jersey: Transaction Publishers, 2007: 67-100.

18. Viacava F, Ugá MAD, Porto SM, Laguardia J, Moreira RS. Avaliação de desempenho de sistemas de saúde: um modelo de análise. Ciênc Saúde Colet. 2012; 17(4):921-34.

19. Brasil. Ministério da Saúde. Planejamento Estratégico do Ministério da Saúde: 2011-2015 – Resultados e Perspectivas. 2. ed. Brasília: Ministério da Saúde, 2013.

20. Santos LC. Crítica a modelos de avaliação de desempenho de sistemas de saúde [tese]. São Paulo: Faculdade de Saúde Pública, Universidade de São Paulo, 2015.

21. Champagne F, Contrandiopoulos AP. Elementos de arquitetura dos sistemas de avaliação de desempenho dos serviços de saúde. In: Contandriopoulos AP, Hartz Z, Gerhir M, Nguyn A (Org.). Saúde e cidadania: as experiências do Brasil e do Quebec. Campinas: Saberes Editora, 2010: 297-340.

22. Brasil. Ministério da Saúde. Relatório de Desempenho do Plano de Metas Estratégicas do Departamento de DST/Aids e Hepatites Virais, 2012. Relatório Final. Brasília (DF): Secretaria de Vigilância em Saúde, Departamento DST/Aids e Hepatites Virais, Central de Monitoramento e Avaliação, 2012.

23. Costa JMBS, Cesse EAP, Samico IC, Carvalho EMF. Avaliação do desempenho estadual da vigilância em saúde de Pernambuco. Physis. 2015; 25(4):1141-63.

24. Dobashi BF, Santos AO, Gonçalves CCM, Barros EOM, Barros FC. Aplicação do modelo EGIPSS nos hospitais regionais de Mato Grosso do Sul. Saúde Debate. 2015; 39(107):116272.

25. Cousins JB, Chouinard JA. Framing participatory evaluation. In: Participatory evaluation up close: an integration of research-based knowledge. Charlotte: Information Age Publishing, 2012: 17-38.

26. Chen HT. Practical program evaluation: assessing and improving planning, implementation and effectiveness. London, New Delhi: SAGE Publications, Thousand Oaks, 2005: 304.

27. Funnell SC, Rogers PJ. Purposeful program theory: effective of theories of change and logic models. São Francisco: Jossey-Bass, 2011.

28. Rodriguez-Campos L, Rincones-Gomez R. Collaborative evaluations: step by step. 2. ed. Stanford: Stanford University Press, 2013.

29. Mertens D. Transformative research and evaluation models. In: Transformative research and evaluation Nova York: Guilford Press, 2009: 136-63.

30. Bardin L. Análise de Conteúdo. Lisboa: Edições 70, 1997.

31. Greene JC, Benjamin L, Goodyear L. The Merits of Mixing Methods in Evaluation. Evaluation. 2001; 7(1):25-44.

32. Champagne F, Brousselle A, Contandriopoulos AP, Hartz Z. A Análise Estratégica. In: Brousselle A, Champagne F, Contandriopoulos AP, Hartz Z. Avaliação: conceitos e métodos. Rio de Janeiro: Ed. Fiocruz, 2011: 95-104.

33. Champagne F, Brousselle A, Contandriopoulos AP, Hartz Z. A análise lógica. In: Brousselle A, Champagne F, Contandriopoulos AP, Hartz Z. Avaliação: conceitos e métodos. Rio de Janeiro: Ed. Fiocruz, 2011: 105-14.

34. Champagne F, Brousselle A, Contandriopoulos AP, Hartz Z. A análise de implantação. In: Brousselle A, Champagne F, Contandriopoulos AP, Hartz Z. Avaliação: conceitos e métodos. Rio de Janeiro: Ed. Fiocruz, 2011: 217-38.

35. Brasil. Ministério da Saúde. Boletim Epidemiológico – março 2012, vol. 43. 2012. [Acesso 19 ago 2016]. Disponível em: http://portal.saude.gov.br/portal/arquivos/pdf/bolepi_v43_especial_tb_correto.pdf.

36. Elmore RF. Backward mapping: implementation research and policy decisions. Political Science Quarterly. 1979-80; 94(4):601-6.

37. Fundo Global Tuberculose-Brasil; Fundação Ataulpho de Paiva. Relatório avaliativo sobre o projeto "Fortalecimento da estratégia TS/DOTS em grandes centros urbanos com alta carga de tuberculose, no Brasil". Relatório Final. Rio de Janeiro. [Acesso 2 ago 2016]. Disponível em: http://docplayer.com.br/8547165-Fortalecimento-da-estrategia-dots-em-grandes-centros-urbanos-com-alta-carga-de-tuberculose-no-brasil.html.

38. Gonzales RIC, Monroe AA, Assis EG, Palha PF, Villa TCS, Ruffino-Netto A. Desempenho de serviços de saúde no tratamento diretamente observado no domicílio para controle da tuberculose. Rev Esc Enferm USP. 2008; 42(4):628-34.

39. Arakawa T, Magnabosco GT, Lopes LM et al. Avaliação de desempenho de Programas de Controle de Tuberculose no contexto brasileiro e espanhol: uma revisão integrativa da literatura. Ciênc Saúde Colet. 2015; 20(12):3877-89.

40. Oliveira LGD, Natal S. Avaliação de implantação do Programa de Controle da Tuberculose no município de Niterói/RJ. Rev Bras Pneumol Sanit. 2007; 15(1):29-38.

# Parte II

# OUTROS ESTUDOS

# 6

## Incorporação de Tecnologias em Saúde: Avaliação das Iniciativas Adotadas no Sistema Único de Saúde, São Paulo (SUS-SP)

Ana Luiza d'Ávila Viana
Hudson Pacífico da Silva
Fabíola Lana Iozzi

## INTRODUÇÃO

Inovações tecnológicas desempenham um papel central na organização dos sistemas de saúde, influenciando o modo como os serviços de saúde são prestados, assim como seus resultados[1]. A literatura sobre o tema indica a existência de dois desafios fundamentais: de um lado, a quantidade de novas tecnologias lançadas no mercado é crescente, seu ciclo de vida está diminuindo e o ritmo das mudanças está desafiando a capacidade dos gestores de decidir sobre a incorporação dessas tecnologias nos serviços de saúde[2]; de outro, há grande desarticulação entre a política de saúde e a política de ciência, tecnologia e inovação[3].

Para lidar com o primeiro desafio, agências responsáveis pela produção e disseminação de estudos de avaliação de tecnologias em saúde (ATS) foram estabelecidas em muitos países para servir de subsídio aos tomadores de decisão no que se refere às implicações clínicas, sociais e econômicas da adoção e uso das tecnologias em saúde, considerando aspectos como segurança, custos, eficácia, efetividade e qualidade de vida. A principal finalidade dessas avaliações é contribuir para melhorar o processo decisório, seja no nível macro das políticas e sistemas de saúde, seja no nível micro dos estabelecimentos de saúde e das práticas clínicas. Por essa razão, a ATS tem sido frequentemente descrita como uma ponte entre evidência científica e tomada de decisão mediante o fornecimento de informações sobre os custos, os riscos e os benefícios de tecnologias novas e existentes[4].

Diversos grupos produzem estudos de ATS ao redor do mundo. Alguns deles estão localizados em universidades e centros hospitalares, outros são constituídos como agências ou unidades governamentais, ao passo que muitas empresas privadas que integram o complexo econômico-industrial da saúde (indústria farmacêutica, indústria de equipamentos e dispositivos médicos, hospitais e empresas que comercializam seguros e planos de saúde etc.) também contam com profissionais dedicados a produzir estudos de ATS ou sistematizar as evidências disponíveis. Em um estudo com 30 agências de ATS ao redor do mundo, Martelli *et al.*[5] descobriram o seguinte panorama: 54% das agências são instituições governamentais e 83,3% são financiadas pelo governo central; 91% têm interface com o governo central e 8% com os governos regionais, 20% com universidades, 16% com profissionais de saúde e 8% com associações de pacientes e com a indústria; para 71% das agências suas recomendações não são prescritivas, ou seja, os decisores não precisam seguir as recomendações feitas nos estudos de ATS; e 27% das agências são de porte médio (6 a 15 profissionais), enquanto 18% são grandes (31 a 50 profissionais).

No Brasil, o Sistema Único de Saúde (SUS) é um grande incorporador de tecnologias. Assim como ocorre nos países centrais, gestores de todas as instâncias do SUS são constantemente pressionados (pela indústria, pelos médicos, pelos pacientes, pelo Poder Judiciário etc.) para que tecnologias novas e emergentes sejam incorporadas ao sistema de saúde. Entretanto, grande parte dessa pressão é norteada pelo desconhecimento acerca da viabilidade técnica e financeira relativa à incorporação dessas tecnologias, bem como das consequências de seu uso para a saúde da população. Além disso, a incorporação acrítica de novas tecnologias tende a acarretar aumento dos custos e comprometer a sustentabilidade financeira dos sistemas de saúde, em função de diversos fatores: novas tecnologias em saúde tendem a somar em vez de substituir as tecnologias existentes; problemas de saúde passam a ser diagnosticados e tratados com métodos mais caros; novos tratamentos são introduzidos para problemas de saúde que antes eram mal diagnosticados ou negligenciados; e a utilização de novas tecnologias reforça a necessidade de investimentos em infraestrutura e profissionais qualificados.

No plano federal, o Ministério da Saúde (MS) iniciou, a partir do ano 2000, a institucionalização de dois processos articulados no campo da gestão de tecnologias em saúde[6]: (i) produção, sistematização e difusão de estudos de ATS para subsidiar a tomada de decisão no âmbito do SUS;

e (ii) adoção de um fluxo para incorporação, exclusão ou alteração pelo SUS de novas tecnologias. Esses processos integram a Política Nacional de Gestão de Tecnologias em Saúde (PNGTS), cujo objetivo é "maximizar os benefícios de saúde a serem obtidos com os recursos disponíveis, assegurando o acesso da população a tecnologias efetivas e seguras, em condições de equidade"[7]. Embora a PNGTS tenha sido oficialmente instituída em dezembro de 2009, diversas iniciativas voltadas para institucionalizar esses dois processos tiveram seu início muitos anos antes, como a aprovação da Política Nacional de Ciência, Tecnologia e Inovação em Saúde (PNCTIS), em 2004, que estipulou o campo da ATS como estratégia de aprimoramento da capacidade regulatória do Estado, e a criação da Comissão de Incorporação de Tecnologias do MS, em 2006, que passou a se chamar Comissão Nacional de Incorporação de Tecnologias no SUS (Conitec) a partir de 2011.

Em âmbito estadual, destaca-se a atuação da Secretaria de Estado da Saúde de São Paulo (SES-SP), que adotou diversas iniciativas para o fortalecimento do processo de incorporação de tecnologias em saúde no âmbito do SUS no período recente. A criação da Coordenadoria de Ciência, Tecnologia e Insumos Estratégicos de Saúde (CCTIES) da SES-SP, em 2005, representa um marco inicial desse processo, que conta ainda com outras iniciativas institucionais importantes, como a criação do Centro de Tecnologias de Saúde para o SUS do Instituto de Saúde (IS/SES-SP) e a ampliação e fortalecimento dos Núcleos de Avaliação de Tecnologias em Saúde (NATS) em hospitais de ensino. Essas iniciativas estão inseridas no Eixo VII – Ciência, Tecnologia e Inovações em Saúde do Plano Estadual de Saúde 2012-2015, que contempla três diretrizes[8]: (1) implementar uma política estadual de ciência, tecnologia e inovação em saúde; (2) promover o ensino e a difusão do conhecimento científico; e (3) estimular a formação de profissionais em pós-graduação para o fortalecimento da área de ciência e tecnologia no SUS. Esse eixo e suas diretrizes guardam correspondência com o Programa 933 – Ciência, Tecnologia e Inovação em Saúde do Plano Plurianual (PPA) do Estado de São Paulo.

O protagonismo da SES-SP nesse campo pode ser explicado, entre outros fatores, pela importância da rede estadual própria de saúde no âmbito do SUS-SP e também das atividades de ensino, pesquisa e inovação em saúde a ela vinculados. Em 2014, a rede estadual própria era responsável por 23% do total de leitos de internação, 31% das internações, 35% das cirurgias e 40% da produção ambulatorial[9]. Considerando somente o atendimento de alta complexidade assistencial, a participação da rede estadual é ainda maior: 40,4% do total de internações, 40,6% das internações clínicas e 46,3% das pediátricas[9]. Com relação ao ensino, pesquisa e inovação em saúde, destaca-se a existência de seis instituições científicas e tecnológicas vinculadas à SES-SP (Instituto Adolfo Lutz, Instituto Butantan, Instituto "Dante Pazzanese" de Cardiologia, Instituto "Lauro de Souza Lima", Instituto Pasteur e Instituto de Saúde), uma fábrica de produção de medicamentos para o SUS (Fundação para o Remédio Popular [FURP]) e três universidades estaduais, que figuram entre as mais importantes do país e que desenvolvem inúmeras atividades de ensino, pesquisa e assistência à saúde (Universidade de São Paulo, Universidade Estadual de Campinas e Universidade Estadual Paulista).

A busca pela garantia de acesso às ações e serviços públicos de saúde por meio de ações judiciais constitui outro fator responsável pelo fortalecimento do processo de incorporação de tecnologias em saúde no SUS-SP. Isso porque o volume de ações judiciais na área da saúde contra o estado tem crescido rapidamente nos últimos anos, com grande impacto no orçamento. Por exemplo, o índice de judicialização da saúde em São Paulo, que indica a quantidade de ações judiciais por 10.000 habitantes, passou de 6,3 em 2010 para 9,3 em 20149. Essas ações judiciais, somadas às ações administrativas de medicamentos e outros produtos não disponíveis no SUS, comprometeram R$ 542 milhões do orçamento da SES-SP somente em 2014.

Com relação ao segundo desafio, isto é, a desarticulação entre a política de saúde e a política de ciência, tecnologia e inovação, diversas iniciativas também foram implementadas no período recente, tanto em nível nacional como estadual. A instituição do Grupo Executivo do Complexo Industrial da Saúde (GECIS) e a criação do Departamento do Complexo Industrial e Inovação em Saúde (DECIIS) na estrutura do MS possibilitaram a adoção de medidas importantes pelo governo federal, como a criação do Programa de Investimento no Complexo Industrial da Saúde (Procis), o uso do poder de compra governamental, com aplicação de margem de preferência de até 25% em licitações realizadas no âmbito da administração pública federal para aquisição de produtos médicos, e a formação das Parcerias para o Desenvolvimento Produtivo (PDP) entre instituições públicas e entidades privadas para produção de produtos estratégicos ao atendimento das demandas do SUS, com previsão de transferência e absorção de tecnologia[10].

Medidas voltadas para fortalecer as atividades de CTI em saúde também foram adotadas pelo estado de São Paulo no período recente. O Programa de Pesquisa para o SUS (PPSUS) e os Núcleos de Inovação Tecnológica (NIT) representam dois exemplos importantes. O primeiro é um programa de fomento descentralizado do MS implementado em parceria com as agências estaduais de amparo à pesquisa e as secretarias estaduais de saúde com o objetivo de financiar pesquisas em temas prioritários de saúde e de gestão do setor saúde em nível local. No período 2005-2014 houve o lançamento de cinco editais no âmbito do PPSUS em São Paulo, os quais contemplaram cerca de 200 projetos de pesquisa com recursos da ordem de R$ 14 milhões[11]. O segundo exemplo se refere à criação, em 2008, dos NIT nas instituições científicas e tecnológicas do estado de São Paulo com a finalidade de gerir a política de inovação tecnológica dessas instituições[12].

O Quadro 6.1 mostra as principais iniciativas adotadas para o fortalecimento do processo de incorporação de tecnologias em saúde no SUS-SP.

Considerando a importância do tema para o desenvolvimento do SUS, o objetivo do presente capítulo é identificar os avanços e desafios relacionados ao aprimoramento do processo de incorporação de tecnologias no SUS-SP. Mais especificamente, o trabalho foca a discussão em duas medidas adotadas para fortalecer as atividades de avaliação de tecnologias em saúde no plano estadual – o Centro de Tecnologias em Saúde e a Rede Paulista de ATS.

**Quadro 6.1** Principais iniciativas institucionais da Secretaria Estadual de Saúde para o fortalecimento do processo de incorporação de tecnologias em saúde no SUS-SP

| Ano | Iniciativa |
| --- | --- |
| 2005 | Criação da Coordenadoria de Ciência, Tecnologia e Insumos Estratégicos da SES-SP (CCTIES) |
| 2008 | Criação do Conselho Estadual de Ciência, Tecnologia e Inovação em Saúde |
| 2009 | Criação do Centro de Tecnologias de Saúde para o SUS do Instituto de Saúde (IS/SES-SP) |
| 2010 | Lançamento do Sistemas Codes (S-CODES) de gerenciamento de ações judiciais da Coordenadoria de Demandas Estratégicas da SES-SP |
|  | Instituição dos Núcleos de Inovação Tecnológica (NIT) nas Instituições Científicas e Tecnológicas do Estado de São Paulo (ICTESP) vinculadas à SES-SP |
| 2011 | Adoção de fluxo e critérios de solicitação administrativa para o fornecimento de medicamento e nutrição enteral no âmbito da SES-SP |
| 2012 | Criação da Comissão de Farmacologia da SES-SP |
|  | Ampliação e fortalecimento dos Núcleos de Avaliação de Tecnologias em Saúde (NATS) em hospitais de ensino do estado de São Paulo |
|  | Formação da Rede Paulista de Pesquisa Clínica |
| 2014 | Proposta para instituir formalmente a Rede Paulista de Avaliação de Tecnologias em Saúde (REPATS) |

## MÉTODOS

Os resultados apresentados a seguir baseiam-se em um estudo de caso realizado no estado de São Paulo no período de junho de 2014 a junho de 2015, com informações coletadas por meio de pesquisa documental e entrevistas em profundidade (n = 18) com representantes do MS, da SES-SP, do Conselho de Secretários Municipais de Saúde do Estado de São Paulo (Cosems-SP) e dos NATS de três hospitais de ensino localizados em diferentes regiões de saúde do estado.

Com relação ao instrumento de coleta de dados foi elaborado um roteiro de entrevista com questões abertas, agrupadas em blocos temáticos. As entrevistas foram realizadas pelos autores com um ou mais representantes das organizações mencionadas anteriormente e gravadas após o consentimento dos entrevistados, transcritas e analisadas. Em uma situação, o roteiro foi enviado e respondido por *e-mail* pelo entrevistado. O tempo médio para a realização de cada entrevista foi de 60 minutos.

Os dados foram analisados a partir da aplicação da metodologia habitualmente denominada de "triangulação", que é caracterizada como uma abordagem mista e integrada de métodos quantitativos e qualitativos. Referimo-nos aqui à triangulação metodológica como destacado por Denzin[13]. Para Tashakkori e Teddlie[14], essa estratégia veio quebrar a hegemonia do uso do monométodo (ou método único), possibilitando ao pesquisador uma compreensão mais completa do fenômeno. Segundo Patton[15], a triangulação deve ser entendida como "um estudo de combinação de métodos" que contempla a utilização de vários tipos de métodos ou dados, incluindo o uso tanto de uma abordagem quantitativa como qualitativa. Nesse caso, as diferentes perspectivas metodológicas são vistas como complementares de modo a ampliar e completar as possibilidades de produção do conhecimento[16].

Utilizou-se como referencial teórico a análise de políticas de saúde[17], que coloca em evidência o papel do Estado na proteção social em saúde. Mais especificamente, buscou-se identificar os fatores facilitadores e os obstáculos que operam ao longo da implementação e que condicionam, positiva ou negativamente, o cumprimento das metas e objetivos, podendo mesmo ser entendidos como condições institucionais e sociais dos resultados[18].

## RESULTADOS

No âmbito da SES-SP, as atividades de avaliação de tecnologias em saúde encontram-se vinculadas à CCTIES, que teria sido criada para ser um "espelho" da Secretaria de Ciência, Tecnologia e Insumos

Estratégicos (SCTIE) do MS, segundo um dos representantes da secretaria. Apresentamos a seguir uma síntese dos resultados obtidos para duas iniciativas de políticas adotadas pela SES-SP: Centro de Tecnologia de Saúde para o SUS e Rede Paulista de ATS (REPATS).

## Centro de Tecnologia de Saúde para o SUS

O Centro de Tecnologia de Saúde para o SUS do Instituto de Saúde (IS/ SES-SP) foi criado em 2009 e representa uma medida importante para o fortalecimento das atividades de gestão de tecnologias em saúde. O centro tem as seguintes atribuições previstas[19]: realização de avaliação de tecnologias de saúde em uso e a serem incorporadas pelo SUS/SP; proposição de parcerias e cooperação técnica para o desenvolvimento da avaliação de tecnologias de saúde com as diferentes instâncias dos sistemas pertinentes; e difusão do conhecimento produzido, promovendo o fomento e a indução da avaliação de tecnologias de saúde para o SUS/SP de acordo com a agenda de prioridades definidas pela SES-SP.

O Centro de Tecnologia de Saúde para o SUS é um dos quatro centros que integram a estrutura do IS/SES-SP, cuja atribuição fundamental é subsidiar os gestores na tomada de decisão mediante avaliação das políticas de saúde. O centro conta com dois núcleos para a execução de suas atribuições: (I) Núcleo de Análise e Projetos de Avaliação de Tecnologias de Saúde, com a finalidade de produzir e elaborar informação necessária para apoiar a tomada de decisão sobre a introdução, a difusão e a utilização das tecnologias, assim como planejar, elaborar e coordenar os informes de avaliação do centro; e (II) Núcleo de Fomento e Gestão de Tecnologias de Saúde, com as atribuições de identificar e priorizar as tecnologias que necessitam de avaliação, assim como elaborar editais, seleção de propostas e manifestar-se conclusivamente a respeito de financiamentos de acordo com a agenda de prioridades definidas pela SES-SP.

Para cumprir com suas atribuições institucionais, o Núcleo de Análise e Projetos de Avaliação de Tecnologias em Saúde realiza as seguintes atividades: elaboração de pareceres técnico-científicos (PTC) para atender a demandas da CCTIES-SES/SP; apresentação de projetos relevantes para o SUS-SP nas chamadas públicas; oferta de cursos para sensibilizar e capacitar profissionais de diferentes instâncias do SUS em avaliação de tecnologias de saúde; e apoio à participação de atividades da Rede Brasileira de ATS (REBRATS) e da REPATS. Já as atividades do Núcleo de Fomento e Gestão de Tecnologias em Saúde incluem representar a SES-SP no Comitê Gestor do PPSUS junto à FAPESP, ao MS e ao CNPq, realizar oficinas de prioridades de pesquisa para o SUS-SP, elaborar editais a partir das prioridades estabelecidas por consenso e realizar oficinas para acompanhamento dos projetos aprovados (marco zero, intermediário e final), com a participação de pesquisadores e gestores, visando à incorporação dos resultados das pesquisas.

As informações coletadas pela pesquisa tornaram possível identificar os principais resultados apresentados pelo Centro de Tecnologias em Saúde para o SUS desde sua criação até o ano de 2015, os quais estão sintetizados no Quadro 6.2

Diversas fragilidades associadas à atuação do Instituto de Saúde, que abriga o Centro de Tecnologias do SUS, foram mencionadas nas entrevistas. A primeira está relacionada à ausência de renovação de profissionais que trabalham na instituição em virtude da falta de realização de concurso público para contratação de novos profissionais:

> *Então nós estamos com pesquisadores com uma idade média já de quase 50 anos, a maioria deles. Daqui a cinco anos, se não houver reposição de pesquisadores, fecha o Instituto. (Entrevistado SES-2)*

Outra fragilidade, também relacionada aos recursos humanos, refere-se à ausência de uma política salarial para manter o pessoal existente. Segundo o entrevistado, a questão salarial é outra forma de esvaziar o setor. Isso tem feito com que muitos profissionais migrem para trabalhar em organizações capazes de oferecer uma remuneração mais competitiva:

> *Então, em determinadas áreas (...) o pessoal se qualifica dentro da política do estado, da estrutura de ciência e tecnologia do estado e migra depois – ou para o setor privado ou para as empresas públicas de direito privado. (Entrevistado SES-2)*

Também há pouca disponibilidade de recurso para ser investido em manutenção e modernização da estrutura dos institutos científicos e tecnológicos do estado. Segundo o entrevistado, a única saída dos institutos é a busca de financiamento das agências de fomento à pesquisa, como CNPq e FAPESP, de modo que os recursos de projetos de pesquisa são utilizados para equipar e manter os laboratórios funcionando:

> *É mais um indicador da dificuldade que se tem em manter vivos, dinâmicos e competitivos os institutos. (Entrevistado SES-2)*

**Quadro 6.2** Principais resultados da atuação do Centro de Tecnologias em Saúde para o SUS

| Núcleo de Análise e Projetos de Avaliação de Tecnologias em Saúde | Núcleo de Fomento e Gestão de Tecnologias em Saúde |
|---|---|
| Quatorze pareceres técnico-científicos foram elaborados, sendo 13 para atender demandas da SES-SP e 1 aprovado em chamada no âmbito da REBRATS<br>Membro da REBRATS, com participação em seis grupos de trabalho (GT) e coordenação do GT Avaliação de Tecnologias em Serviços de Saúde desde 2013<br>Oferta anual do curso "Avaliação de Tecnologias em Saúde para a tomada de decisão no SUS", destinado a profissionais que atuam em instâncias de gestão do SUS-SP. Desde 2014, o curso atende também os Departamentos Regionais de Saúde da SES-SP, sendo realizado na região de saúde<br>Oferta do curso "Assistência Farmacêutica no SUS", realizado em conjunto com a área técnica de Assistência Farmacêutica da SES-SP, também oferecido aos Departamentos Regionais de Saúde desde 2014<br>Lançamento do Programa de Aprimoramento em ATS, destinado a recém-formados em diversos cursos, exceto medicina<br>Publicação de um número especial do BIS – Boletim do Instituto de Saúde[22], dedicado à ATS em maio de 2013<br>Realização do "Seminário Avaliação de tecnologias e inovação em saúde no SUS: desafios e propostas para a gestão" em 2015 | Quatro edições do PPSUS foram realizadas no período 2004-2015<br>Realização de oficinas para elaboração de agendas de prioridades de pesquisa em saúde em cada edição do programa<br>Realização de seminários de acompanhamento dos projetos financiados pelo PPSUS em cada edição do programa<br>Publicação de um número especial do BIS – Boletim do Instituto de Saúde[23], dedicado ao PPSUS em abril de 2011 |

Fonte: elaborado a partir de informações fornecidas pela Diretora do Centro de Tecnologias em Saúde para o SUS do IS/SES-SP.

Mesmo quando há disponibilidade de recursos no orçamento, há entraves para sua execução em função das regras da administração pública. Trata-se, segundo o entrevistado, de um problema relacionado ao modelo de gestão e que afeta, em maior ou menor grau, o conjunto dos institutos de pesquisa, embora várias propostas já tenham sido feitas para enfrentar esse problema:

> *A gente não tem autonomia dentro da administração pública, a não ser os institutos que têm uma fundação privada. Por exemplo, o Butantan: aí ele consegue, via Fundação, fazer as coisas. Então esse é um impasse: o modelo de gestão dos serviços de ciência e tecnologia. Já houve várias experiências, tipo: o IPT já passou por ser uma empresa de direito público, uma empresa mista, teve fundação pública, fundação privada.... Nenhum deles conseguiu resolver adequadamente os problemas que a gente enfrenta. (Entrevistado SES-2)*

*Tem um conselho, que é o Conselho dos Institutos de Pesquisa, onde se criaram várias comissões para se pensar em soluções para esses problemas. Dentro dessas comissões, em relação à gestão, uma alternativa que está se propondo é de serem autarquias especiais para contemplar a especificidade de todos os institutos. (Representante SES-2)*

## Rede Paulista de ATS

No início de 2012, o Grupo de Planejamento e Incorporação de Tecnologias e Insumos da CCTIES, em conjunto com o Centro de Tecnologias de Saúde para o SUS, elaborou o projeto *Ampliação e Fortalecimento dos Núcleos de Avaliação de Tecnologias em Saúde (NATS) no Estado de São Paulo*. Esse projeto teve por objetivo ampliar e fortalecer a área de ATS no plano estadual por meio da capacitação de profissionais para a elaboração de pareceres técnico-científicos (PTC), da identificação de tecnologias a serem priorizadas para a avaliação e da articulação de diferentes instituições para o desenvolvimento de trabalhos em parceria. Um dos produtos desse projeto foi a formação da REPATS, cujo objetivo é disseminar as atividades de ATS nos estabelecimentos prestadores de serviços de saúde do estado de São Paulo. As principais atividades desenvolvidas no âmbito da REPATS são: (a) realização de reuniões mensais para apresentação de projetos e experiências das equipes de serviços de saúde relacionadas à ATS, que passaram a ser transmitidas ao vivo e depois disponibilizadas pela Biblioteca Virtual em Saúde (BVS) de modo a facilitar o acesso e ampliar a participação de um número maior de profissionais e serviços; (b) realização de atividades de treinamento em ATS por meio de oficinas de elaboração de pareceres técnico-científicos e avaliações econômicas com duração de 16 a 20 horas; e (c) fomento para a realização de projetos de cooperação entre os NATS mediante financiamento proveniente da FAPESP ou ainda via termo de referência do MS com a Organização Pan-Americana da Saúde (OPAS) para execução de projetos com a Conitec.

Em 2013, a REPATS contava com representantes nomeados de 33 instituições, incluindo 11 hospitais próprios e 18 hospitais de ensino, "com compromisso formal e apoio da administração e direção de seus respectivos hospitais"[20]. Um ano depois, em 2014, o número de participantes da REPATS havia se expandido ainda mais, como destaca um dos entrevistados:

*São 37 instituições diferentes e já são 29 hospitais neste momento. E das disciplinas têm vindo as mais variadas pessoas. Nas 16 oficinas de formação, que é o que a gente conta, já temos mais de 300 pessoas. (Entrevistado SES-3)*

Em maio de 2015 havia 30 hospitais e instituições ligados ao ensino e à assistência à saúde[21].

De acordo com informações disponíveis na página da REBRATS na internet, a finalidade dos NATS é introduzir a cultura de ATS nos hospitais de ensino por meio do uso de evidências disponíveis para auxiliar o gestor hospitalar a tomar decisões quanto à inclusão de novas tecnologias, à avaliação de tecnologias difundidas e a seu uso racional. Em seu primeiro ano de funcionamento a REBRATS conseguiu reunir 24 hospitais de ensino de diferentes regiões do país interessados em constituir núcleos de ATS por meio de edital do MS. No estado de São Paulo, quatro hospitais de ensino obtiveram aprovação e financiamento para criar seus respectivos NATS e, desse modo, tornaram-se membros da REBRATS: Hospital das Clínicas da Faculdade de Medicina da USP São Paulo, Hospital das Clínicas da Faculdade de Medicina da USP de Ribeirão Preto, Hospital das Clínicas da Faculdade de Medicina de Botucatu da UNESP e Hospital de Clínicas da Universidade Estadual de Campinas – Unicamp.

Embora os NATS que integram a REPATS estejam distribuídos em todo o território estadual, existe uma clara concentração de núcleos na Região Metropolitana de São Paulo (Grande São Paulo). Essa concentração pode ser explicada pela presença do Hospital das Clínicas da Faculdade de Medicina da USP nessa região, que contém núcleos de ATS em muitos de seus institutos. Ao mesmo tempo, observa-se que a localização geográfica dos NATS está relacionada à presença de hospitais universitários e de hospitais da rede estadual própria de saúde (Hospital Estadual de Presidente Prudente, Hospital Estadual de Ribeirão Preto, Hospital Estadual de Santos etc.) no território.

Com base nas entrevistas realizadas em três dos quatro NATS iniciais do estado de São Paulo foi possível identificar diversos aspectos relacionados aos antecedentes e à institucionalização do NATS, ao reconhecimento e apoio institucional, à estrutura disponível para o trabalho do NATS, às atividades executadas, ao volume de demandas e ao prazo de resposta, à priorização das demandas, à relação com instâncias regionais de gestão do SUS e às fragilidades do NATS.

## NATS do hospital 1

De acordo com o coordenador, o núcleo foi criado em 2009 em resposta ao edital do MS. Entretanto, o hospital já contava com uma Comissão de Avaliação de Tecnologias (CAT) desde 1998, com as atribuições de avaliar e deliberar sobre as solicitações de incorporação de tecnologias dentro do hospital. Com a criação do NATS, a CAT permaneceu apenas com a atribuição de decidir com base nos pareceres elaborados pelo NATS. Destaque-se que a CAT conta com nove membros e realiza reuniões a cada 15 dias. Foi mencionado ainda que o NATS tem apoio institucional elevado tanto por parte da direção do hospital como das áreas técnicas demandantes.

O NATS conta com 12 profissionais que atuam em diferentes áreas do hospital e dedicam uma parcela de sua jornada de trabalho para realizar as atividades de ATS. Dessa maneira, não há dedicação exclusiva de nenhum profissional ao NATS. O estímulo advém de recursos obtidos junto ao MS e da possibilidade de publicar os resultados em revistas científicas. Foi mencionada a existência de apoio de alunos de pós-graduação que participam das atividades como bolsistas. A estrutura física disponível contempla mobília, computador de mesa, *laptops* e *softwares*.

A principal atividade do NATS consiste na busca e na síntese de evidências disponíveis, acompanhadas da elaboração de parecer técnico-científico. O NATS também oferece cursos sobre metanálise, revisão sistemática, parecer técnico-científico, entre outros temas, para alunos do programa de Mestrado Profissional em Gestão, além de atuar no programa de graduação em medicina por meio da disciplina Gestão da Saúde. Por fim, realiza anualmente o *Workshop* de Gestão, Organização e Tecnologia em Saúde.

As solicitações de ATS são encaminhadas pelos demandantes à CAT, que as repassa em seguida para o NATS. Foi mencionado que a CAT prioriza as solicitações em quatro grupos de prioridade antes de enviá-las para o NATS em função da urgência de se ter a tecnologia no hospital. De acordo com o entrevistado, cerca de 10 solicitações a cada mês chegam ao NATS, que busca trabalhar com um prazo de resposta de 30 dias.

No que se refere à relação com instâncias regionais de gestão do SUS-SP, o coordenador do NATS relatou que o núcleo oferece apoio técnico para a secretaria de saúde do município onde o hospital está localizado, assim como para a comissão de judicialização do Departamento Regional de Saúde da SES-SP.

A falta de recursos humanos com dedicação exclusiva representa a principal fragilidade relatada pelo coordenador do núcleo.

## *NATS do hospital 2*

No segundo hospital visitado, o NATS também foi criado em resposta ao edital do MS, em 2008, tendo sido institucionalizado por meio de regimento interno no final de 2013. Foi mencionada a existência de um colegiado formado por vários docentes da Faculdade de Medicina que opinam, aprovam e avaliam as atividades do NATS. Esse colegiado, segundo um dos entrevistados, se reúne a cada 2 meses. Também foi criado um grupo de estudos de ATS no Departamento de Enfermagem do hospital que mantém reuniões periódicas. Entretanto, foi mencionado que o apoio institucional ao NATS ainda é frágil.

O NATS conta com três profissionais que desempenham as funções de coordenador, vice-coordenador e assessor, mas nenhum deles com dedicação exclusiva às atividades do núcleo. De acordo com um representante do NATS, bolsistas de graduação e pós-graduação não participam atualmente das atividades do núcleo, mas já o fizeram no passado. A estrutura física disponível conta com espaço, mobília, computador, impressora e *laptops*.

A elaboração de pareceres técnico-científicos representa a principal atividade executada e, embora não tenha participação direta em programas de graduação e pós-graduação, o NATS realiza oficinas de treinamento com os profissionais interessados para elaboração de pareceres técnicos. Também foi mencionado que o NATS participa do Fórum Regional de ATS.

Embora o NATS seja oficialmente reconhecido na estrutura do hospital, os entrevistados mencionaram que as demandas de aquisição e incorporação de tecnologias não passam pelo NATS. Essa situação reflete o baixo nível de apoio institucional do núcleo mencionado anteriormente.

As seguintes fragilidades foram identificadas pelos entrevistados: entrave burocrático para firmar a carta-acordo com a OPAS; carências de pessoal qualificado para trabalhar com ATS; pouco recurso financeiro; e falta de apoio da direção do hospital.

## NATS do hospital 3

O coordenador do NATS informou que ele foi criado em 2010 também em resposta ao edital do MS. Nesse hospital, o núcleo permaneceu vinculado à Unidade de Pesquisa Clínica durante o período 2010-2012, integrando-se posteriormente ao Departamento de Gestão de Atividades Acadêmicas. Segundo o entrevistado, o NATS conta com apoio institucional elevado por parte da direção do hospital e também das diversas comissões existentes. O NATS conta com um secretário e um bibliotecário, ambos com dedicação exclusiva às atividades do núcleo, além de um coordenador que atua em tempo parcial. Conta ainda com o apoio eventual de dois médicos e dois auxiliares administrativos. Foi mencionada a expectativa de contratação de um pesquisador exclusivo para atuar no NATS, que também tem o apoio de alunos de graduação e pós-graduação. A estrutura física disponível contempla espaço, mobília, computadores e impressora. Assim como os núcleos de ATS dos dois primeiros hospitais, o NATS também elabora pareceres técnico-científicos. Encontra-se inserido na pós-graduação, por meio de conteúdo ligado à ATS na disciplina de Gestão em Serviços de Saúde e Enfermagem, e nos programas de graduação em medicina e graduação em enfermagem, por meio de disciplinas de gestão da saúde.

Foi mencionado que as demandas são encaminhadas ao NATS por intermédio das comissões ou da direção do hospital. A priorização se dá em função do custo associado à demanda, assim como da existência de tecnologias não incorporadas no SUS. De modo geral, o NATS elabora de dois a três pareceres por mês e adota um prazo de resposta de 30 dias. A falta de recursos humanos com dedicação exclusiva representa a principal fragilidade do NATS, que mantém relação com instâncias regionais de gestão do SUS-SP por meio da oferta de apoio técnico para a secretaria de saúde do município (Quadro 6.3).

**Quadro 6.3** Núcleos de Avaliação de Tecnologias em Saúde (NATS): síntese dos achados

| Item | NATS 1 | NATS 1 | NATS 3 |
|---|---|---|---|
| Histórico de ATS no hospital antes da criação do núcleo | Sim | Não | Não |
| Apoio institucional | Forte | Fraco | Forte |
| Recursos humanos (dedicação parcial e integral) | DP = 12 profissionais DI = 0 | DP = 3 DI = 0 | DP = 7 DI = 2 |
| Bolsistas de graduação e pós-graduação | Sim | Não | Sim |
| Estrutura física com sala, mobília, computador, impressora | Sim | Sim | Sim |
| Elaboração de pareceres técnicos | Sim | Sim | Sim |
| Oferta de cursos de capacitação em ATS | Sim | Sim | Sim |
| Inserção em disciplinas de graduação e pós-graduação | G = Sim Pós = Sim | G = Não Pós = Não | G = Sim Pós = Sim |
| Demandas passam pelo NATS | Sim | Não | Sim |
| Critério priorização da demanda | Urgência | Não se aplica | Custo |
| Relação com instâncias regionais do SUS-SP | Sim | Não | Sim |
| Principais fragilidades | RH com dedicação exclusiva | Entrave para firmar parceria com OPAS Apoio da direção do hospital Pessoal qualificado para trabalhar com ATS Recurso financeiro | RH com dedicação exclusiva |

Fonte: elaborado a partir das entrevistas com representantes dos NATS visitados.

De acordo com um dos representantes da SES-SP, é possível identificar pelo menos três grandes fragilidades na implementação da Rede Paulista de ATS. A primeira, que também constitui a principal fragilidade, seria a falta de articulação entre as diferentes instituições que participam da rede e também entre as equipes de uma mesma instituição. Trata-se, na opinião do entrevistado, da estrutura da "caixinha", que obstaculiza o desenvolvimento do trabalho:

> *Se alguém ficar dizendo que "essa caixinha é minha, você não toca", não tem avaliação possível. Porque aí você vem como um agressor externo! Essa é a dificuldade central que você vê em todos os níveis. A avaliação tem que ser de baixo para cima! Os resultados dela têm que ser usados na parte intermediária para ajuste e melhorias; e devolver a essa parte de baixo, na sua disciplina, devolver essas melhorias com recursos adequados para que ela possa se desenvolver. (Entrevistado SES-3)*

A segunda grande fragilidade estaria relacionada à delegação de responsabilidades sem as devidas condições para realizá-las, como recursos, autonomia, reconhecimento da direção do hospital etc. A terceira maior dificuldade, segundo o entrevistado, seria a resistência de pessoas que se julgam "donas" dos cargos que ocupam, inviabilizando a implementação das atividades.

Os representantes dos NATS visitados também mencionaram algumas fragilidades da Rede Paulista de ATS. Essas fragilidades estão relacionadas com o grau de pulverização das instituições que participam da rede, o foco das ações desenvolvidas, a institucionalização da rede e o *modus operandi* das reuniões, que eram realizadas de forma presencial, o que prejudicava a participação dos NATS localizados fora da cidade de São Paulo. É o que ilustram as seguintes falas:

> *Agora, quanto à Rede Paulista, é uma ideia muito boa, só que está pulverizada também! Então você pega lá o estado de São Paulo. Se chamou praticamente todos os hospitais de São Paulo – isso não está errado, não – mas para fazer isso você tem que ter um nível de organização muito grande. Você tem aqueles hospitais que já estão muito na frente, tem os hospitais que estão no intermediário e tem hospitais que não têm nada! Então você teria que dividir isso em três grupos ou mais; trabalhar com os hospitais que estão na frente capacitando os outros, ajudando os outros. (Entrevistado NATS-1)*

*Fica um negócio muito pulverizado, cada reunião é um assunto diferente. Não se está discutindo tecnologia, está se apresentando o resultado de trabalhos, mas não está discutindo o processo de avaliação de tecnologia em si – e é isso que é preciso. E isso não está sendo feito. Eu acompanhei as pautas e isso não está sendo feito. Porque o mais importante neste momento é capacitar e capacitar profundamente; não é capacitação superficial, mostrar o que é ATS e superficialmente como é feito. Não, é profissionalizar mesmo. É isso que tem que ser feito neste momento. Aí, depois sim, você parte para outro momento: de quais são as demandas que o estado tem, que cada uma das regiões do estado tem; aí sim você vai trabalhar em cima daquelas demandas. (Entrevistado NATS-1)*

*Com relação à Rede Paulista, ela ainda carece de foco; e carece de institucionalização. As reuniões no começo tinham uma plateia enorme e tão heterogênea, e foi se esvaziando. Eu acho que muito em função de faltar foco. A ideia é excelente, é necessária, mas ainda falta foco para esse trabalho, ainda faltam objetivos mais claros, além de só oferecer cursos. (Entrevistado NATS-2)*

*É muito personalizada, está muito dependente da atuação de poucas pessoas e muito dependente da USP – vamos falar bem a verdade. É muito focado na USP. Eu acho que isso não é legal. Eu sei que existe um movimento de tentar ampliar, mas ainda precisa ser dado esse passo. (Entrevistado NATS-2)*

## CONSIDERAÇÕES FINAIS

A SES-SP foi capaz de institucionalizar em pouco tempo um conjunto importante de iniciativas no campo da avaliação de tecnologias em saúde. Algumas dessas iniciativas correspondem a alternativas já implementadas pelo governo federal e somente adaptadas ao contexto estadual, como são os casos da criação da Coordenadoria de Ciência, Tecnologia e Insumos Estratégicos da SES-SP (inspirada na Secretaria de Ciência, Tecnologia e Insumos Estratégicos do MS), do Centro de Tecnologia de Saúde para o SUS (inspirado nas Coordenadorias de Fomento e Avaliação de Tecnologias em Saúde do DECIT/MS) e da Rede Paulista de Avaliação de Tecnologias em Saúde (tentativa de reproduzir a experiência da REBRATS em escala estadual).

No entanto, o fenômeno da judicialização da saúde implicou a busca de soluções próprias, como a implantação do Sistema CODES, a aproximação com instâncias do Poder Judiciário e a adoção de fluxo para apresentação de demandas administrativas para fornecimento de medicamentos e dietas enterais como alternativa às ações judiciais. Ao mesmo tempo, estreitou relações com instâncias nacionais no campo da gestão e incorporação de tecnologias para o SUS, como a REBRATS e a Conitec.

Apesar dos avanços obtidos do ponto de vista institucional, é possível identificar a existência de muitas fragilidades, o que tende a comprometer a eficácia potencial dessas ações para o SUS-SP. Por exemplo, embora os três NATS investigados tenham sido criados basicamente na mesma época, eles têm antecedentes e apoio institucional distintos, o que tende a influenciar sua organização e capacidade de trabalho. Além disso, a disponibilidade de pessoal qualificado para trabalhar com dedicação exclusiva ao NATS é uma fragilidade compartilhada pelos três núcleos.

Diante dos resultados apresentados, é possível pensar em um conjunto de recomendações de políticas para aprimorar o processo de incorporação de tecnologias em saúde no SUS-SP. Uma primeira recomendação está relacionada com a necessidade de definir e explicitar uma Política Estadual de Ciência, Tecnologia e Inovação em Saúde convergente com os princípios, eixos condutores e estratégias já delineadas na Política Nacional de CTI em Saúde, adaptadas ao contexto estadual no âmbito de um SUS regionalizado e organizado em redes de atenção à saúde.

Em segundo lugar é necessário institucionalizar a REPATS mediante instrumento legal que explicite sua natureza, seus objetivos, sua composição e sua organização, assim como as atividades a serem desenvolvidas e a fonte de recursos necessários para sua execução. Em virtude dos comentários de muitos entrevistados, o *modus operandi* da rede também deve ser revisto com a finalidade de garantir mais foco e participação das instituições que a integram.

Quanto aos Núcleos de ATS, é importante adotar medidas para aproximar/integrar os NATS com as instâncias de gestão do SUS que atuam nas redes regionais de atenção à saúde, como os Departamentos Regionais de Saúde e as Comissões Intergestores Regionais. Também é necessário realizar um diagnóstico da situação de cada NATS para identificar experiências exitosas e avaliar os limites e entraves a seu desempenho.

Outra recomendação importante diz respeito ao fortalecimento do papel das instituições científicas e tecnológicas vinculadas à SES-SP no sistema de inovação em saúde por meio de investimentos visando à sua modernização em termos de pessoal, infraestrutura e organização.

Por fim, é necessário que as iniciativas de inovação tecnológica no campo da saúde passem a priorizar a concepção e o desenvolvimento de tecnologias e inovações que sejam socialmente inclusivas (baixo custo), pertinentes/relevantes (atendam às necessidades de saúde), que aumentem a autonomia do usuário e reduzam a dependência de procedimentos especializados.

## Referências

1. OECD – Organisation for Economic Cooperation and Development. Health technology and decision making. The OECD Health Project. OECD, 2015.

2. Murtagh J, Foerster V. Managing technology innovation. Discussion Paper. Policy Forum; 2009. [Acesso 18 out 2016]. Disponível em: http://www.cadth.ca/media/policy_forum_section/Managing_Technology_Diffusion_e.pdf.

3. Lehoux P, Williams-Jones B, Miller F, Urbach D, Tailliez S. What leads to better health care innovation? Arguments for an integrated policy-oriented research agenda. J Health Serv Res Policy. 2008; 13(4):251-4.

4. Battista RN. Towards a paradigm for technology assessment. In: Peckham M, Smith R. (Editors). The scientific basis of health services. London: BMJ Publishing Group, 1996.

5. Martelli F, La Torre G, Di Ghionno E et al. Health technology assessment agencies: an international overview of organizational aspects. Int J Technol Assess Health Care. 2007; 23(4):414-24.

6. Silva HP, Petramale CA, Elias FT. Avanços e desafios da Política Nacional de Gestão de Tecnologias em Saúde. Rev Saúde Pública. 2012; 46(Supl 1):83-90.

7. Brasil. Ministério da Saúde. Política Nacional de Gestão de Tecnologias em Saúde. Brasília: Ministério da Saúde, 2011.

8. Teixeira JMC, Portas SLC, Vallim S, Mendes JDV, Rodrigues EL. (Orgs.). Plano Estadual de Saúde 2012-2015. Secretaria de Estado da Saúde de São Paulo, 2012.

9. Bittar OJN. Saúde: a visão do gestor estadual. SES-SP, 2015.

10. Viana ALD, Silva HP, Ibañez N, Iozzi FL. A política de desenvolvimento produtivo da saúde e a capacitação dos laboratórios públicos nacionais. Cad Saúde Pública. 2016; 32(Supl 2):e00188814.

11. Toma T. Experiência do Instituto de Saúde da Secretaria de Estado da Saúde de São Paulo. Seminário Internacional de Políticas, Planejamento e Gestão das Regiões e Redes de Atenção à Saúde no Brasil 2015. [Acesso 24 out 2016]. Disponível em: http://seminario.resbr.net.br/apresentacoes/.

12. Estado de São Paulo. Lei Complementar no 1.049, de 19 de junho de 2008. Dispõe sobre medidas de incentivo à inovação tecnológica, à pesquisa científica e tecnológica, ao desenvolvimento tecnológico, à engenharia não-rotineira e à extensão tecnológica em ambiente produtivo, no Estado de São Paulo, e dá outras providências correlatas. Diário Oficial do Estado de São Paulo. Acesso 20 jun 2008.

13. Denzin NK. The Research Act. Englewood Cliffs (Nova Jérsei): Prentice Hall, 1989.

14. Tashakkori A, Teddlie C. Mixed Methodology: Combining qualitative and quantitative approaches. Thousand Oaks (CA): Sage, 1998.

15. Patton MQ. Qualitative Research & Evaluation Methods. Estados Unidos: SAGE Publications – Inc, 2001.

16. Flick U. Uma introdução à pesquisa qualitativa. Porto Alegre: Bookman, 2004.

17. Viana ALD, Baptista TWF. Análise de políticas de saúde. In: Gionvella L Escorel S, Lobato LVC, Noronha JC, Carvalho AI (Orgs). Políticas e sistema de saúde no Brasil. 2. ed. Rio de Janeiro: Editora Fiocruz, 2012.

18. Draibe S. Avaliação de implementação: esboço de uma metodologia de trabalho em políticas públicas. In: Barreira MCRN, Carvalho MCB (Orgs). Tendências e Perspectivas na Avaliação de Políticas e Programas Sociais. São Paulo: PUC/SP, 2001.

19. Estado de São Paulo. Decreto 55.004, de 9 de novembro de 2009. Integra, na estrutura básica da Secretaria da Saúde, o Instituto de Saúde, da Coordenadoria de Ciência, Tecnologia e Insumos Estratégicos de Saúde – CCTIES, dispõe sobre sua subordinação e reorganização e dá providências correlatas. Diário Oficial do Estado de São Paulo. Acesso 10 nov 2009.

20. Trindade EM, Zamberlan AGON, Toma TS et al. Rede Paulista de Avaliação de Tecnologias de Saúde: primeiros passos. BIS Bol Inst Saúde. 2012; 14(2):151-8.

21. Trindade EM, Martins PN, Zanberlan AG et al. Experiência da rede paulista de ATS na parceria com a CONITEC. Revista Eletrônica Gestão & Saúde. 2015; 6(Supl 4):3297-12.

22. Heimann LS, Derbli M. Editorial – Avaliação de Tecnologias em Saúde. BIS Bol Inst Saúde. 2013; 14(2):130.

23. Heimann LS. Editorial – Programa de Pesquisa para o SUS. BIS Bol Inst Saúde. 2011; 13(1):03.

# 7

# Avaliação dos Usos e Influências de Estratégias de Implementação de Diretrizes Clínicas no Sistema Único de Saúde: Relato de um Estudo de Caso no Brasil

Marly Marques da Cruz
Sonia Natal
Luísa Gonçalves Dutra de Oliveira
Paula Vita Decotelli
Zulmira Hartz

## INTRODUÇÃO

As diretrizes clínicas, também denominadas protocolos clínicos quando direcionadas para o ambiente hospitalar, constituem importantes ferramentas que possibilitam as condutas de assistência ao paciente de maneira mais homogênea e com melhor qualidade científica[1]. Diretrizes na prática clínica são recomendações desenvolvidas de modo sistemático para auxiliar os profissionais de saúde e usuários dos serviços na tomada de decisões acerca de circunstâncias clínicas específicas. Esse conjunto de recomendações estruturadas, como destaca Bernardo[2], é submetido a atualizações periódicas à luz das evidências científicas disponíveis a fim de transformar conhecimentos em ações de melhor qualidade[3,4].

A questão referente ao uso e à influência das pesquisas ganhou maior destaque nas últimas décadas com a inclusão da exigência de evidências para apoiar ou contestar as inovações que são implementadas em vários contextos, incluindo as políticas, sistemas, serviços e tecnologias de saúde. Sabe-se por meio de investigações realizadas que, na maioria das áreas, o conhecimento não é usado quanto a seu conteúdo ou no tempo adequado para melhorar as políticas, serviços e resultados[5].

Além do desafio da melhora progressiva da qualidade das ações em saúde por meio da incorporação de novos conhecimentos, novas tecnologias e muitas inovações[6,7], existem outras metas e necessidades, como a atualização e a construção de processos de implementação e disseminação das diretrizes clínicas[8-11]. As estratégias para a disseminação dessas diretrizes podem incluir sua distribuição aos clínicos, aos usuários, ao sistema de saúde, via internet, por meio de CD ou na forma impressa, materiais institucionais, como seminários, *workshops* e conferências, e a publicação em periódicos científicos ou em material público. Os principais resultados esperados foram o impacto nos padrões de prática clínica, o aumento da credibilidade entre os pacientes com a adoção de comportamento em saúde com base nas recomendações, mudanças na cobertura do sistema de saúde e mudanças nos desfechos clínicos[12].

Desde o final de 1999 a Associação Médica Brasileira, de acordo com Silva[12], desenvolve esforços, juntamente com o Conselho Federal de Medicina, no sentido de que suas afiliadas elaborem diretrizes clínicas baseadas em evidências relativas a problemas de saúde relevantes para a população, iniciativa esta apoiada pela Secretaria de Atenção à Saúde do Ministério da Saúde (SAS/MS). A autora considera ser de grande valor para o sucesso da tomada de decisão em saúde baseada em evidências científicas a comunicação adequada das informações relevantes à população em geral e a segmentos específicos, como portadores de condições crônicas, profissionais de saúde e a mídia.

No Brasil, até 2004 eram poucos os trabalhos divulgados que propunham estratégias para a implementação de diretrizes clínicas no Sistema Único de Saúde (SUS), bem como sua avaliação[2]. Contudo, chama atenção a posição de Silva[12], que aponta para a necessidade de se "analisarem a política de incorporação e o conceito dos chamados 'protocolos clínicos', que vêm sendo recentemente elaborados para novas tecnologias/procedimentos e submetidos à consulta pública pela SAS/MS".

A identificação de estratégias efetivas que possibilitem a implementação das diretrizes clínicas no SUS garante a adesão dos profissionais de saúde e usuários. Isso originou a necessidade de estabelecimento de metodologias de monitoramento dessa adesão e dos resultados produzidos, o que levou um grupo de pesquisa da Fundação Oswaldo Cruz (Fiocruz) a propor, em 2004, o projeto de pesquisa ao Conselho Nacional de Desenvolvimento Científico e Tecnológico (CNPq) referente a esse tema.

Para a operacionalização da pesquisa sobre a implementação das diretrizes clínicas no SUS foram selecionadas três áreas de atenção à saúde: (a) atenção ao infarto agudo do miocárdio em unidades de emergência; (b) atenção básica à hipertensão; e (c) tratamento supervisionado da tuberculose.

No componente de atenção à tuberculose foi realizado um estudo observacional, do tipo transversal, que levantou como questão central a identificação do efeito do tratamento diretamente observado de curta duração (DOTS), acoplado ou não ao Programa de Agentes Comunitários em Saúde (PACS)[13]. Buscou-se também, nesse componente, apreender eventuais diferenças na implementação do DOTS pelas unidades de saúde que pudessem estar associadas a variações no nível de adesão à estratégia e nos resultados.

No que se refere ao componente da atenção básica à hipertensão, foram considerados o perfil de cuidado e as medidas de controle da pressão arterial em uma unidade básica de saúde com diretrizes clínicas sobre hipertensão arterial implantadas, o Centro de Saúde Escola Germano Sinval Faria (CSEGSF), da Escola Nacional de Saúde Pública Sergio Arouca (ENSP), Fiocruz[14]. A questão de interesse foi o papel desempenhado pelo Programa de Saúde da Família (PSF) e pelo Programa Remédio em Casa (RC) para a adesão às práticas preconizadas nas diretrizes e para os resultados observados.

O terceiro componente abordado foi o da atenção ao infarto agudo do miocárdio em emergência, que foi desenvolvido na emergência do Hospital Geral de Bonsucesso (HGB), no município do Rio de Janeiro, envolvendo a implementação de diretrizes clínicas, treinamento, monitoramento e outras estratégias para adesão dos profissionais de saúde[15]. Utilizou-se um desenho antes/depois da implantação da intervenção, o que permitiu comparações das medidas do processo pela estimativa dos riscos relativos. Para melhor situar o leitor é importante esclarecer que esse foi um dos casos estudados na pesquisa avaliativa da Política de Ciência Tecnologia e Inovação em Saúde (PNCTIS) implementada pelo Departamento de Ciência e Tecnologia do Ministério da Saúde (DECIT-MS) no período de 2003 a 2010. A pesquisa buscou avaliar a implementação e a efetividade dessa política e da Agenda Nacional de Prioridades e Pesquisa em Saúde (ANPPS) em relação ao contexto organizacional, no âmbito nacional e estadual. Este capítulo tem por objetivo apresentar os resultados referentes ao caso mencionado.

## O CAMINHO PERCORRIDO

Para operacionalizar o Modelo Lógico de Avaliação (MLA) de projetos de pesquisa na área da saúde pública, sugerida por Hanney et al.[8,16]

e adotado para avaliação dos casos selecionados, foram considerados os seguintes aspectos: o estoque de conhecimento relacionado à pesquisa, o processo da pesquisa propriamente dito, seus resultados primários e a disseminação para formuladores das políticas e outros atores (Figura 7.1). A incorporação de resultados da pesquisa, nesse modelo, é entendida como um processo que deve ser garantido em diferentes etapas, ou seja, desde sua implementação até a própria disseminação, interferindo na formulação de políticas.

A estratégia metodológica adotada na avaliação da PNCTIS consistiu no estudo de casos múltiplos para avaliação do uso e da influência de projetos de pesquisa financiados pelo DECIT-MS, como recomendado na literatura[17]. Para o presente caso foi utilizada a abordagem qualitativa com o objetivo de obter maior aprofundamento sobre as relações estabelecidas na produção dos resultados e possíveis efeitos de uso e/ou influência. Para tal foram adotadas como técnicas de coleta de dados a análise documental e a entrevista semiestruturada.

Na etapa documental foram selecionados os seguintes documentos: (a) o texto do projeto originalmente apresentado para solicitação de apoio à pesquisa; (b) versões atualizadas do currículo *Lattes* do coordenador e dos demais participantes do projeto; (c) relatório final da pesquisa apresentado à agência de fomento à pesquisa (CNPq) que intermediou o apoio do DECIT-MS; (d) relatório de gestão institucional 2004 do CNPq[18]; e (e) artigos científicos publicados relacionados aos resultados da pesquisa. A entrevista em profundidade foi realizada com a coordenação da pesquisa, tendo por base um roteiro previamente estabelecido para os estudos de caso incluídos na pesquisa avaliativa global.

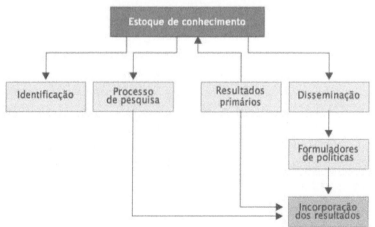

**Figura 7.1** Modelo lógico de avaliação de projetos de pesquisa na área da saúde pública. (Modelo adaptado de Hanney *et al.*[8,16])

Cabe apenas enfatizar que o uso de diferentes fontes de evidência e a triangulação dos dados foram definidos para garantir maiores confiabilidade e validade interna da avaliação[17].

A análise de conteúdo foi utilizada a partir das leituras das diferentes fontes de dados e da transcrição da entrevista de modo a identificar os temas e padrões aparentes em um processo de codificação aberta[19]. Os conteúdos enfatizados foram os referidos às categorias de análise selecionadas, conforme recomendado por Hanney[16]: relevância do tema e do objeto em estudo; fatores favoráveis ao estudo; legitimidade da equipe de pesquisa; interesse dos atores envolvidos; cumprimento do prazo e desenvolvimento do projeto; resultados, produtos e encaminhamentos; retorno aos financiadores e atores potencialmente interessados; formulação de políticas de implementação, e incorporação dos resultados da pesquisa.

## USOS E INFLUÊNCIAS DAS DIRETRIZES CLÍNICAS DO SUS

O projeto selecionado foi submetido ao edital CNPq de 2004 (Seleção Pública de Propostas sobre Sistemas e Políticas de Saúde – Qualidade e Humanização no SUS), no tema "Modalidades de Gestão, Práticas Gerenciais e Relações Público-Privadas", que faz parte das ações de Fomento à Pesquisa Estratégica em Saúde. Essas ações estão contidas em um dos programas do Plano Plurianual 2004-2007, denominado Promoção da Pesquisa e do Desenvolvimento Científico e Tecnológico e desenvolvido pelo CNPq em parceria com o Ministério da Ciência e Tecnologia (MCT). Esse programa teve como objetivo ampliar e ajustar a base técnico-científica do país às necessidades de conhecimento e de serviços em ciência e tecnologia.

A ação de Fomento à Pesquisa Estratégica em Saúde teve por finalidade apoiar projetos com interface em ciências básicas e médicas que visassem à compreensão de vários mecanismos de doenças consideradas prioritárias nas quais a Ciência e Tecnologia tenha impacto elevado, que promovessem intervenções visando ao tratamento e à prevenção e que buscassem fomentar a interação entre serviços de saúde, o meio acadêmico, o governo e as empresas em suas diversas áreas de conhecimento. O edital citado objetivou expandir a produção do conhecimento básico e aplicado sobre a questão de modo a contribuir para o desenvolvimento de ações públicas voltadas para a melhoria das condições de saúde da população brasileira e para a superação das desigualdades regionais e socioeconômicas mediante o apoio a projetos cooperativos de pesquisa executados por grupos atuantes no tema[18].

Como parte dos resultados do caso analisado faz-se necessária uma breve descrição da Intervenção – o projeto em questão, objeto da avaliação realizada. Com base no documento do projeto analisado, a seleção das áreas contempladas considerou os altos índices de morbimortalidade do agravo, a existência de diretrizes de assistência definidas e as evidências de subutilização de intervenções eficazes e da necessidade de melhorar a qualidade do atendimento. A execução envolveu três áreas de atenção, todas de grande importância epidemiológica, com um corpo de conhecimento sólido acerca do que se constitui uma boa prática de assistência, inclusive já formalizado em termos de diretrizes ou normas de atenção. Por outro lado, em áreas altamente sensíveis à qualidade da assistência a adesão dos profissionais de saúde e dos pacientes às diretrizes ou normas tem um forte potencial de promover resultados mensuráveis em curto prazo.

O projeto em pauta envolveu a colaboração de pesquisadores da Escola Nacional de Saúde Pública Sergio Arouca (ENSP/Fiocruz) e de profissionais de saúde da rede de saúde pública municipal, estadual e federal. A aprovação do financiamento solicitado ocorreu em dezembro de 2004 com recursos oriundos do DECIT/SCTIE/MS. O objetivo geral do projeto era identificar estratégias que permitissem a efetiva implementação de diretrizes clínicas no SUS, garantindo a adesão de profissionais de saúde e pacientes, e estabelecer metodologias de monitoramento dessa adesão e dos resultados alcançados.

Os objetivos específicos compreendiam: (a) elaborar material com as diretrizes assistenciais nas três áreas selecionadas; (b) propor e testar estratégias de disseminação das diretrizes, considerando as especificidades de unidades de emergência e do cuidado básico envolvendo Equipes de Saúde da Família e Agentes Comunitários de Saúde; (c) implementar as diretrizes, identificando fatores facilitadores da adesão de profissionais de saúde e pacientes; e (d) monitorar a adesão às diretrizes e os resultados assistenciais decorrentes.

O projeto propunha como produtos as diretrizes formatadas em versões para profissionais de saúde e pacientes, a sistematização de estratégias facilitadoras à implementação de diretrizes clínicas no SUS e uma metodologia de monitoramento da adesão às diretrizes por profissionais de saúde e dos resultados assistenciais produzidos.

Na construção dos resultados da pesquisa buscou-se identificar o alcance de cada uma das categorias de análise previstas pelo modelo referido, assim como se procurou investigar a coerência entre os objetivos do projeto e seus respectivos resultados, buscando destacar convergências e divergências nos achados e nas possibilidades de sua incorporação.

## Relevância do tema e do objeto em estudo

A seleção das três áreas de atenção à saúde para a identificação de estratégias efetivas de implementação de diretrizes clínicas no SUS sugere uma forte correspondência com a lista de prioridades da Agenda Nacional de Prioridades em Pesquisas em Saúde (ANPPS),tendo em vista serem a tuberculose, a hipertensão e o infarto agudo no miocárdio agravos de alto impacto social pela magnitude e ser esse um dos critérios para compor a agenda.

Em um contexto de grande preocupação com a melhoria da qualidade da assistência oferecida pelo SUS, a gestão da clínica provê um arcabouço para a pactuação, entre organizações de saúde, do compromisso com a melhoria contínua de seus serviços, elevando padrões de cuidados e criando um ambiente propício para a excelência no cuidado clínico. Um elemento fundamental nesse arcabouço é a implementação de diretrizes clínicas.

No componente de atenção à tuberculose, o estudo desenvolvido foi observacional, transversal, e teve como questão central a identificação do efeito do tratamento diretamente observado de curta duração (DOTS). Desse modo, não se tratou exatamente de uma diretriz clínica, mas de uma "diretriz do cuidado", como definiu a coordenadora da pesquisa. No componente da atenção básica à hipertensão foi também realizado um estudo observacional longitudinal, considerando o perfil de cuidado e as medidas de controle da pressão arterial observados em uma Unidade Básica de Saúde com diretrizes clínicas implantadas para a doença. Assim, não se desenvolveu a implementação de diretrizes clínicas, restringindo-se a uma análise da execução das ações preconizadas com base nos prontuários dos pacientes. A qualidade dos registros encontrados foi uma limitação para a pesquisa.

O componente de atenção ao infarto agudo do miocárdio (IAM) em emergência envolveu implementação de diretrizes clínicas, treinamento, monitoramento e outras estratégias para adesão dos profissionais de saúde. A coordenadora do projeto ressalta a importância do componente de atenção ao IAM:

> *Reduzir o tempo entre o infarto e a assistência era uma preocupação importante dentro do escopo do projeto para que o paciente não perdesse a oportunidade de fazer uma angioplastia. Foi um projeto que envolveu capacitações para os médicos e enfermeiros, além de material instrucional e de suporte, como também a sensibilização de recepcionistas, maqueiros, seguranças, todos com um determinado papel.*

## Fatores favoráveis ao estudo

A experiência da coordenadora do projeto em relação ao tema "Gestão da clínica" e sua interação com o grupo de pesquisa facilitaram o desenvolvimento do estudo. A referida coordenadora esclarece que nos últimos anos vem se dedicando ao campo da gestão da clínica e considera que esse campo se relaciona com a avaliação da qualidade dos serviços de saúde. Afirma que a ideia era usar "instrumentos de qualificação da assistência em um sentido mais macro, de uma governança, de pensar a questão da qualidade como um todo que transcende simplesmente a questão da oferta de serviços" (Coordenação do Projeto).

A elaboração do texto "Diretrizes Clínicas como Instrumento de Melhoria da Qualidade da Assistência Suplementar: o papel da Agência Nacional de Saúde" como parte dos documentos técnicos de apoio ao Fórum de Saúde Suplementar de 2003 e sua participação no desenvolvimento da pesquisa "A Prática de Diretrizes Clínicas na Atenção no Campo da Saúde Suplementar: Perspectivas a partir da Experiência Internacional Acumulada e de um Ensaio de Campo", de 2003 a 2006, reforçam sua experiência. Com relação aos agravos abordados, outros componentes da equipe tinham experiência acumulada, um dos quais defendeu em 2000 a tese "Avaliação da Qualidade da Assistência Hospitalar ao Infarto Agudo do Miocárdio no Município do Rio de Janeiro".

Ainda no que se refere ao componente infarto agudo do miocárdio, de acordo com a coordenadora do projeto, foi fundamental a parceria com dois cardiologistas do hospital, que desempenharam imprescindível liderança no processo de treinamento e sensibilização da equipe, endossando seu pertencimento institucional, e no processo de supervisão contínua dos profissionais pós-treinamento. Com relação à forma de proposição do projeto, a coordenadora considera positiva: "Acho que se de fato você faz uma coisa mais direcionada, no sentido de dar respostas para problemas objetivos, é possível que isso resulte numa incorporação mais facilmente." Ressalta, entretanto, que mudanças políticas podem alterar esse percurso.

## Legitimidade da equipe de pesquisa

A equipe da pesquisa foi composta por pesquisadores na ENSP, ex--alunos de doutorado e mestrado orientandos da coordenadora da pesquisa e pertencentes a seu grupo de pesquisa, e profissionais de duas unidades de saúde e diretamente relacionados às intervenções em questão, ou seja, atuantes no atendimento emergencial ao IAM, no caso dos médicos, e nas ações de controle da hipertensão arterial, no caso da enfermeira do centro de saúde. O acesso ao currículo *Lattes* dos pesquisadores mostrou afinidade e experiência profissional com o tema da pesquisa, seja de forma mais geral ou específica.

### Interesse dos atores envolvidos

A coordenadora da pesquisa considera que, do ponto de vista da utilização, os alvos dos benefícios produzidos pelas intervenções seriam, primordialmente, os profissionais de saúde e os usuários do tratamento diretamente observado da tuberculose, do cuidado da hipertensão na atenção primária e do IAM. Isso porque a implementação adequada das diretrizes clínicas proporcionaria mais segurança aos profissionais de saúde na tomada de decisão e, consequentemente, maior qualidade na assistência prestada ao usuário. A mesma coordenadora também registra o interesse do MS e da Agência Nacional de Saúde Suplementar, visto que ambos têm mostrado seu direcionamento no sentido do uso de diretrizes como uma forma de qualificação da atenção.

### Cumprimento do prazo e desenvolvimento do projeto

O relatório final da pesquisa foi apresentado em abril de 2007, com atraso não muito significativo, o qual foi atribuído ao processo de articulação com hospitais para o estudo da implementação das diretrizes de atenção ao IAM.

Nesse mesmo relatório, observa-se que houve alteração dos objetivos específicos para dois dos três componentes desenvolvidos na pesquisa. Desse modo, a elaboração de material com as diretrizes clínicas, bem como as estratégias para sua disseminação e implementação, que constavam no projeto de pesquisa como objetivos específicos, só foram desenvolvidas no componente atenção ao IAM em emergência hospitalar.

No componente atenção à tuberculose, os objetivos específicos apresentados no relatório de pesquisa foram: (1) identificar as estratégias de implantação do DOTS em unidades de saúde do município do Rio de Janeiro, considerando as especificidades dessa implantação nos centros de saúde com a equipe dos programas de tuberculose e na comunidade por meio de agentes comunitários de saúde; (2) analisar a adesão dos pacientes e dos profissionais de saúde ao DOTS nos nove centros de saúde municipais com a estratégia implementada; e (3) avaliar os resultados do tratamento de tuberculose com a utilização da estratégia DOTS no município do Rio de Janeiro.

Como salientado previamente, não foram promovidas a disseminação e a implementação de uma diretriz clínica com monitoramento dos resultados, mas a descrição das características das unidades de saúde e das formas de administração do tratamento, assim como a análise da adesão e dos resultados de tratamento a partir das estratégias de implementação de uma ação de saúde específica.

No que se refere ao componente atenção básica à hipertensão arterial, o estudo visava identificar estratégias de implementação de diretrizes em uma unidade básica de saúde e seu possível impacto nos resultados assistenciais. Os objetivos específicos apresentados no mesmo relatório foram: (a) testar estratégias de disseminação das diretrizes, considerando as especificidades da atenção básica, envolvendo equipes de saúde da família e a entrega de medicamentos em casa; (b) identificar fatores facilitadores da adesão de profissionais de saúde e pacientes; (c) caracterizar e avaliar a adesão dos profissionais de saúde às diretrizes clínicas da HAS; (d) identificar os resultados assistenciais obtidos com o uso de diretrizes; (e) propor ações de disseminação das diretrizes junto à equipe de profissionais de saúde da atenção básica; e (f) propor ações de monitoramento da adesão às diretrizes e dos resultados assistenciais obtidos.

Assim como no componente atenção à tuberculose, nesse componente não foram desenvolvidas a disseminação e a implementação das diretrizes clínicas e a elaboração de material com essas mesmas diretrizes, como previa o projeto de pesquisa. O estudo desenvolvido buscou analisar a implementação das diretrizes clínicas no centro de saúde a partir dos registros nos prontuários dos pacientes cadastrados. Observa-se que não foram atingidos os objetivos de testar estratégias de disseminação das diretrizes, identificar fatores facilitadores à adesão, propor estratégias de disseminação e de monitoramento.

Para o desenvolvimento da pesquisa foram consideradas: as unidades de saúde do município do Rio de Janeiro que implementam o DOTS; um centro de saúde de assistência e ensino, o Programa Saúde da Família e agentes comunitários envolvidos na avaliação da implementação das diretrizes clínicas na atenção à hipertensão arterial; e os serviços de emergência do município do Rio de Janeiro com base no volume de atendimento ao infarto.

Foram empregadas entrevistas com o gerente do PCT municipal, os diretores e responsáveis pelo DOTS nos centros municipais de saúde (CMS) e um agente comunitário de saúde que atuava no DOTS. A coleta de dados secundários envolveu o conjunto de registros de tuberculose oriundos de todas as unidades básicas de saúde do município do Rio de

Janeiro (4.598 registros) e um subconjunto somente com os tratamentos realizados nos CMS que participaram das entrevistas (1.861 registros).

O segundo componente (hipertensão arterial) caracterizou-se como um estudo observacional longitudinal baseado em dados secundários obtidos dos prontuários dos pacientes. A população da pesquisa foi constituída de 5.491 portadores de hipertensão arterial que constavam do cadastro de pacientes do centro de saúde pesquisado em junho de 2006. O referido centro de saúde adota as recomendações do Plano de Reorganização da Atenção à Hipertensão Arterial e ao *Diabetes Mellitus*. Todos os seus pacientes hipertensos estão devidamente cadastrados no programa de hipertensão e recebem, em tese, cuidados de acordo com as diretrizes clínicas e demais recomendações contidas no referido plano. Parte desses hipertensos está cadastrada no Programa Remédio em Casa da Secretaria Municipal de Saúde do Rio de Janeiro/SMS/RJ.

O terceiro componente, atenção ao IAM em emergência hospitalar, envolveu a elaboração de material com as diretrizes clínicas para o IAM, a testagem de estratégia de disseminação e implementação das diretrizes e o monitoramento da adesão às diretrizes e dos resultados alcançados. As diretrizes para atenção ao IAM foram definidas a partir de trabalhos da Sociedade Brasileira de Cardiologia.

Verifica-se, portanto, que o objetivo geral do projeto de pesquisa foi parcialmente atingido, ficando prejudicada a identificação de estratégias que favoreceriam a disseminação e a implementação das diretrizes clínicas nos componentes atenção à tuberculose e atenção básica à hipertensão arterial.

### Resultados, produtos e encaminhamentos

Os objetivos estipulados no projeto foram plenamente atendidos no componente atenção ao IAM e parcialmente atendidos nos demais componentes da pesquisa (DOTS e hipertensão). Os dados levantados nos três componentes foram descritos, consolidados e analisados. A elaboração de material com as diretrizes, a testagem e a implementação da disseminação das diretrizes foram realizadas apenas no componente atenção ao IAM. A identificação de "estratégias que permitam a efetiva implementação de diretrizes clínicas no SUS" limitou-se a verificar a contribuição do Programa de Agentes Comunitários de Saúde na implementação do DOTS e a associação da implementação das diretrizes clínicas da hipertensão arterial (vistas somente a partir dos registros em prontuários) com o Programa de Saúde da Família e o Programa Remédio em Casa.

A coordenadora da pesquisa considera que a execução do projeto correspondeu ao que estava proposto e ressaltou a importância da flexibilidade das agências de financiamento. Os recursos financeiros fornecidos ultrapassaram o necessário à pesquisa, visto que houve devolução de parte dos recursos.

O uso de resultados e achados está, para a coordenadora, relacionado à demanda por determinada pesquisa. Desse modo, quando se trata de um estudo encomendado para responder determinada questão da instituição financiadora, a incorporação ocorre concretamente. No entanto, quando a partir de um edital amplo se desenvolve uma pesquisa cujo desenho e interesse partem do pesquisador, a incorporação e o uso dos resultados tornam-se mais complexos.

É levantada pela coordenadora a necessidade de modificar uma cultura existente, muitas vezes sendo o pensamento dos pesquisadores o seguinte: "O meu trabalho como pesquisador se encerra aqui. Não cabe a mim convencer o secretário de saúde ou o diretor do hospital sobre a necessidade de incorporar isso." Para os pesquisadores, nesse caso, foge a governabilidade de garantir se de fato o hospital irá ou não investir nas diretrizes clínicas ou se estas serão incorporadas ao sistema.

Os produtos resultantes da pesquisa foram: livreto com as recomendações para o tratamento do IAM adaptadas da III Diretriz sobre o Tratamento do Infarto Agudo do Miocárdio da Sociedade Brasileira de Cardiologia; *folder* sintético "frente e verso" sintetizando condutas preconizadas pelas diretrizes clínicas; crachás e *bottom* contemplando conteúdos de sensibilização e orientação dos diversos profissionais atuantes em uma emergência hospitalar no sentido da atenção adequada à dor torácica e mais especificamente ao IAM; e ficha de coleta de dados para o monitoramento da adesão às diretrizes por profissionais de saúde e dos resultados assistenciais produzidos.

Para cada um dos componentes do projeto houve um artigo publicado em revistas de boa qualidade, todas indexadas como apresentado no Quadro 7.1. Observa-se no quadro uma busca na ferramenta *Google Scholar* que informa o número de citações recebidas por um artigo em diversos outros trabalhos publicados. Essa busca mostra o potencial de difusão do conhecimento produzido pelo presente estudo, em particular os artigos de cada um dos componentes.

Os artigos publicados estão relacionados ao projeto de pesquisa e todos eles citam o CNPq como financiador. Os resultados foram também apresentados em dois congressos: o de Epidemiologia da Abrasco no Rio Grande do Sul e o Congresso de Cardiologia.

**Quadro 7.1** Relação de artigos publicados

| Título | Autores | Periódico | Ano de Publicação | Consulta Google Scholar/ Acadêmico | Consulta *Lattes* |
|---|---|---|---|---|---|
| Utilização de diretrizes clínicas e resultados na atenção básica à hipertensão arterial[14] | Lima SML, Portela MC, Koster I, Escosteguy CC, Ferreira VMB, Brito C, Vasconcellos MTL | Cad Saúde Pública | 2009 | Citado em nove outras produções científicas | Fator de impacto: 0.889 (JCR 2011) Citações: *Web of science* 01, Scopus 01 |
| Implementando diretrizes clínicas na atenção ao infarto agudo do miocárdio em uma emergência pública | Escosteguy CC, Teixeira AB, Portela MC, Guimarães AEC, Lima SML, Ferreira VMB, Brito C | Arq Bras Cardiol | 2011 | Não aparece citado em outras produções científicas identificadas pela ferramenta da internet | Fator de impacto: 0.88 (JCR 2011) Citações: *Web of science* 02, Scopus 02, *Scielo* 02 |
| *DOTS in primary care units in the city of Rio de Janeiro Southeastern Brazil*[13] | Ferreira VMB, Brito C, Portela MC, Escosteguy CC, Lima SML | Rev Saúde Pública | 2011 | Citado em duas outras produções científicas | Fator de impacto: 1.328 (JCR 2011) Citações: *Web of science* 01, Scopus 01 |

A coordenadora da pesquisa, quando questionada sobre os usos dos resultados e benefícios, destaca que:

> *Um projeto como esse eu não sei se foi muito além de ter artigos publicados. Fez uma diferença talvez naquele momento, mas não sei se continuou a fazer diferença no decorrer do tempo. Depois desse projeto, a gente fez um desdobramento dele em três hospitais municipais do Rio com o apoio da Faperj. Na realidade, o que se produz, o resultado de uma pesquisa, é uma coisa bem mais complexa, essa discussão de como se transfere esse conhecimento.*

### Retorno aos financiadores e atores potencialmente interessados

De acordo com a coordenadora da pesquisa: "É um projeto cujos resultados se prestam a subsidiar políticas; eu não tenho dúvida quanto a isso. Ou abrir outros campos de trabalho ou outros estudos." Entretanto, não houve a formação de outros grupos de pesquisa, apenas a inserção de outras pessoas que compartilharam o trabalho do grupo. A coordenadora do projeto informa, ainda, que as diretrizes clínicas são um dos aspectos abordados na disciplina sobre gestão da clínica na pós-graduação em que ela e outro componente do grupo de pesquisa atuam.

No estudo focado na hipertensão, houve um retorno dos achados para os profissionais do local de execução (centro de saúde), mas ainda há muita resistência, de acordo com a coordenadora, em virtude de uma cultura de culpabilização pelos problemas e fragilidades encontrados na pesquisa.

Não houve a discussão nem a apresentação do projeto aos interessados, nem na fase de execução nem na de divulgação dos resultados, com exceção da apresentação citada previamente. No estudo do IAM foi feita reunião para apresentação na fase de elaboração do protocolo e do módulo de treinamento para a chefia médica e de enfermagem do Serviço do Coração e da Emergência do Hospital.

É fundamental destacar o prejuízo que isso traz à efetividade de utilização dos resultados, uma vez que o envolvimento dos interessados contribui para o uso e a credibilidade de uma pesquisa no cotidiano do serviço.

## Formulação de políticas de implementação e incorporação dos resultados da pesquisa

Essa questão foi apontada como um grande desafio para a área de ciência e tecnologia, embora se reconheçam sua importância e o direcionamento dado pelo DECIT na promoção e financiamento de pesquisas que contribuam para a melhoria do SUS. A coordenadora do projeto reconhece, porém, que a continuidade das ações implementadas e consideradas exitosas foge à governabilidade do pesquisador: "A incorporação das ações depende de os gestores incorporarem, renovarem, fazerem *update* às diretrizes e manterem a confecção do material que é de boa qualidade." Atribui às pesquisas um papel incremental na tomada de decisões.

# CONSIDERAÇÕES FINAIS

Em um momento de crescente ênfase no uso das pesquisas e na prestação de contas, é importante que os financiadores, os pesquisadores e os outros interessados monitorem e avaliem o quanto as pesquisas contribuem para melhorar a ação para a saúde e encontrem formas para aumentar as chances de que sejam efetuadas contribuições benéficas[9,11]. O presente estudo buscou mostrar a importância dos resultados da pesquisa, como apontado por esses autores, da apreciação da contribuição de pesquisas para a melhoria da qualidade em saúde, em particular às diretrizes clínicas.

Sabe-se da grande variabilidade de condutas clínicas nos serviços de saúde, e com essa heterogeneidade surge a necessidade de seu gerenciamento de modo a instrumentalizar os profissionais de saúde e assim padronizar suas condutas, tornando-as mais efetivas, com custos mais razoáveis[1,12]. Daí a importância de se dedicar à avaliação da implementação de diretrizes e protocolos clínicos no SUS e de seus usos e influências no sentido da melhoria da qualidade das práticas em saúde[3].

Um aspecto mais geral a ser destacado nessa avaliação de caráter qualitativo é que seus resultados, no que tange à utilização, foram parcialmente alcançados. Há, sem dúvida, uma limitação de evidências não só após a disseminação, mas fica claro que os arranjos definidos no processo não demonstraram tanto a preocupação com o uso pela constatação de incongruências.

Apesar de não haver dúvida de que as três pesquisas trataram de objetos altamente relevantes, foi vista, tanto no projeto como nos resultados, a total independência entre elas. O fato de terem objetivos, metodologias e resultados distintos leva-nos a deduzir que o recorte em um dos componentes poderia favorecer um melhor aprofundamento sobre a implementação e avaliação das diretrizes clínicas.

Alguns elementos foram destacados, assinalando o potencial de uso e a necessidade de mudança na cultura institucional. Contudo, entende-se a necessidade de uma avaliação futura com o uso de outras técnicas e a inclusão de entrevistas com outros atores diretamente envolvidos com as pesquisas. Essa avaliação seria capaz de verificar com maior profundidade a incorporação das recomendações para a adesão das diretrizes clínicas.

Enfim, muitos são os avanços na implementação e disseminação de diretrizes clínicas em saúde, apesar de sua diversidade. No entanto, há que mencionar o quão baixo ainda é no Brasil o investimento em estudos sobre os usos e as influências dos resultados durante ou ao final da implementação de diferentes intervenções. Essa é uma questão que precisa ganhar centralidade teórica e metodológica no contexto de formulação, implementação e orientação para a tomada de decisão das políticas de saúde.

# Referências

1. Ribeiro RC. Diretrizes clínicas: como avaliar a qualidade? Rev Bras Clin Med. 2010; 8(4):3505.

2. Bernardo W. Diretrizes clínicas baseadas em evidências. In: Organização Pan-Americana da Saúde, Agência Nacional de Saúde Suplementar. A implementação de diretrizes clínicas na atenção à saúde: experiências internacionais e o caso da saúde suplementar no Brasil. Brasília (DF); 2009. [Acesso 19 out 2012]. Disponível em: http://bvsms.saude.gov.br/bvs/ publicacoes/implementacao_diretrizes_experiencias_internacionais.pdf.

3. Hartz ZMA, Denis JL, Santos EM, Matida A. From knowledge to action: challenges and opportunities for increasing the use of evaluation in health promotion policies and practices. In: McQueen DV, Potvin L (Org). Health Promotion Evaluation Practices in the Americas: Values and Research. New York: Springer, 2008: 101-20.

4. Figueiró AC, Hartz Z, Samico I, Cesse EAP. Usos e influência da avaliação em saúde em dois estudos sobre o Programa Nacional de Controle da Dengue. Cad Saúde Pública. 2012; 28(11):2095-105.

5. Davison CM. Knowledge translation: Implications for evaluation. In Ottoson JM, Hawe P (Eds). Knowledge utilization, diffusion, implementation, transfer, and translation. Implications for evaluation. New Directions for Evaluation. 2009; 124:7587.

6. Guimarães R, Santos LMP, Ângulo-Tuesta A, Serruya SJ. Defining and Implementing a National Policy for Science, Technology, and Innovation in Health: Lessons from the Brazilian experience. Cad Saúde Pública. 2006; 22(9):1775-94.

7. Morel CM. A pesquisa em saúde e os objetivos do milênio: desafios e oportunidades globais, soluções e políticas nacionais. Ciênc Saúde Colet. 2004; 9(2):261-70.

8. Hanney S, Grant J, Wooding S, Buxton M. Proposed Methods for Reviewing the Outcomes of Research: The impact of funding by the UK's 'Arthritis Research Campaign'. Health Res Policy Systems. 2004; 2(1):1-11.

9. Hanney S, Buxton M, Green C, Coulson D, Raftery J. An Assessment of the Impact of the NHS Health Technology Assessment Programme. Health Technol Assess. 2007; 11(53):5-43.

10. Almeida C, Báscolo E. Use of research results in policy decision-making, formulation, and implementation: a review of the literature. Cad Saúde Pública. 2006; 22(Suppl):S20-S33.

11. Kok MO, Schuit AJ. Contribution mapping: a method for mapping the contribution of research to enhance its impact. Health Res Policy Syst. 2012; 2(10):21.

12. Silva LK. Avaliação tecnológica e análise custo-efetividade em saúde: a incorporação de tecnologias e a produção de diretrizes clínicas para o SUS. Ciênc Saúde Colet. 2003; 8(2):50120.

13. Ferreira V, Brito C, Portela M, Escosteguy C, Lima SML. DOTS in primary care units in the city of Rio de Janeiro, Southeastern Brazil. Rev Saúde Pública. 2011; 45(1):40-8.

14. Lima SML, Portela MC, Koster I, Escosteguy CC, Ferreira VMB, Brito C, Vasconcellos MTL. Utilização de diretrizes clínicas e resultados na atenção básica à hipertensão arterial. Cad Saúde Pública. 2009; 25(9):2001-11.

15. Escosteguy CC, Teixeira AB, Portela MC, Guimarães AEC, Lima SML, Ferreira VMB, Brito

16. C. Implementing clinical guidelines on acute myocardial infarction care in an emergency service. Arq Bras Cardiol. 2011; 96(1):18-25.

17. Hanney SR, Gonzalez-Block MA, Buxton MJ, Kogan M. The utilization of health research in policy-making: concepts, examples and methods of assessment. Health Res Policy and Syst. 2003; 1(2):1-28.

18. Yin RK. Estudo de caso: planejamento e métodos. 3. ed. Porto Alegre: Bookman, 2005.

19. Brasil. CNPq. Relatório de Gestão Institucional, 2004.

20. Bardin L. Análise de Conteúdo. São Paulo: Edições 70 Ltda, 2011: 279.

21. Portela MC. Diretrizes Clínicas como Instrumento de Melhoria da Qualidade da Assistência Suplementar: O Papel da Agência Nacional de Saúde. In: Brasil. Ministério da Saúde. ANS (Org.). Regulação & Saúde: Documentos técnicos de apoio ao Fórum de Saúde Suplementar de 2003. Regulação & Saúde: Documentos técnicos de apoio ao Fórum de Saúde Suplementar de 2003. Rio de Janeiro: Ministério da Saúde, 2004; 3:177-210.

# 8

# Avaliação da Produção de Conhecimento na Pós-Graduação da ENSP/Fiocruz no Programa Teias-Escola Manguinhos

Ana Claudia Figueiró
Marly Marques da Cruz
Juliana Fernandes Kabad
Maria Aparecida dos Santos
Zulmira Hartz

## INTRODUÇÃO

O conhecimento científico, em uma visão mais tradicional, é considerado um produto "acumulável" ao qual os formuladores de política podem recorrer de acordo com suas necessidades. Essa concepção está subordinada a uma visão simplificada do processo decisório, assumindo a formulação e implementação da política como uma ação linear que compreende uma cadeia de decisões racionais tomadas por atores privilegiados[1-5].

A utilização do conhecimento científico pela sociedade consiste em um processo de comunicação social de elevada complexidade. A identificação dos fatores que facilitam e/ou dificultam o uso dos resultados de investigações por aqueles que poderiam se beneficiar deles é, assim, um componente crítico[6]. No entanto, a mobilização de conhecimento representa mais do que a mera divulgação dos resultados, é um processo dinâmico e interativo que exige a participação e o diálogo ativos entre pesquisadores e utilizadores das pesquisas. A seguinte assertiva de Innvær[7] ilustra essa percepção:

[...] *cientistas sociais se consideram racionais, objetivos e abertos a novas ideias; eles veem os tomadores de decisão como orientados por ação e interesses, indiferentes a evidências e novas ideias. Por outro lado, os tomadores de decisão se consideram responsáveis, orientados por ação e pragmáticos; eles veem os cientistas como ingênuos, direcionados por jargões e irresponsáveis em relação à realidade prática. A comunicação bidirecional entre os dois campos pode facilitar o entendimento mútuo sobre uma questão política e o tipo de conhecimento necessário (p. 242).*

O modo como o conhecimento é coletado e disseminado pode influenciar em grande medida seu impacto no processo de decisão política. Os resultados de pesquisas podem contribuir nas fases de definição de agenda, formulação de políticas e implementação de programas[2]. Todas as fases exigem evidências sobre a eficácia das intervenções, assim como muitas outras formas de evidência. Nesse sentido, os estudos de avaliação despontam como componente importante na compreensão dos tipos de evidências disponíveis sobre as intervenções dos sistemas de saúde, envolvendo desde as etapas de produção de conhecimento até sua mobilização para a formulação de políticas de saúde[2,8].

Dessa maneira, a abordagem do estudo como análise da rede sociotécnica construída na relação entre entidades e materialidades explora a configuração e a reconfiguração dessas relações. Em rede processam-se a circulação dos eventos e as inscrições dos fatos científicos, geradores de consequências. Esse movimento fundamenta o princípio da teoria da tradução ou Teoria do Ator-Rede (TAR), que facilita uma melhor compreensão dos elementos, elos e pontes entre esses dois mundos em sua dinâmica mútua e contínua[9-11].

A análise de redes sociotécnicas com foco nos atores, seus interesses, interações e mediações tem revelado uma parte substancial da natureza dinâmica e social presente nos programas de formação em saúde pública em termos de sua capacidade de adaptação, inovação e proposta de ação para solução de problemas locais[8,11-13].

Com o interesse de explorar o constante desafio que representa a aproximação entre academia-serviço-sociedade, desenvolveu-se um estudo de avaliação da produção de conhecimento nas diversas modalidades de cursos de pós-graduação da Escola Nacional de Saúde Pública Sergio Arouca/Fundação Oswaldo Cruz (ENSP/Fiocruz) voltados para o território de Manguinhos, Rio de Janeiro, no período de 2004 a 2013.

Buscou-se refletir a respeito de como o conhecimento captado por meio da produção acadêmica vem dialogando com as necessidades e demandas dos gestores, profissionais de saúde e da população em um contexto específico. Pretende-se com essa reflexão contribuir para a compreensão de aspectos voltados para o encontro entre processos de ensino, pesquisa e gestão e práticas de saúde, com repercussão na melhoria das condições sociossanitárias da população no território.

## O CAMINHO DA PESQUISA SEGUINDO OS ATUANTES

Tomando o ensino de pós-graduação (*lato* e *stricto sensu*) da ENSP/Fiocruz como um estudo de caso[14], os cursos de pós-graduação foram identificados como unidades de observação e foi analisada a influência que exercem nas propostas de pesquisa, nas parcerias de interesse e no conteúdo programático. Foi adotado o uso de métodos mistos para a coleta de dados e a análise desenvolvida por meio da TAR[9,10], utilizando como recurso as conexões apresentadas na Figura 8.1.

Buscou-se na trajetória do estudo relacionar o conhecimento produzido na ENSP/Fiocruz aos interesses e necessidades dos serviços e processos de saúde diretamente ligados ao território.

A TAR busca compreender um objeto em ação, que se dá em rede, na conexão entre conhecimento e prática[9,10]. Essa perspectiva é complementada pela ideia de Haraway[15], que sugere ser nas fronteiras que se delimita e instaura o que conta ou não como objetividade. A partir da identificação

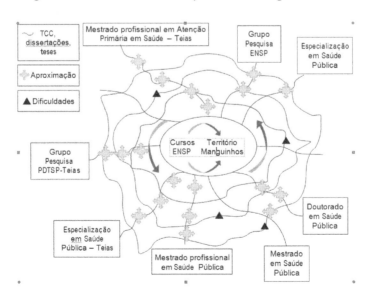

**Figura 8.1** A Teoria do Ator-Rede busca pesquisar um objeto em ação. Neste caso, o importante foi observar, registrar e analisar os interesses dos atores e suas interações.

e mobilização de atuantes (*actantes*) envolvidos com temas e objetos de interesse comum, a TAR orienta a segui-los em suas ações, interações e mediações a fim de que expressem as situações que permitiram configurar ou desfigurar a rede[9,10].

Para o levantamento documental da produção técnica e científica realizou-se busca bibliográfica dos trabalhos de conclusão de curso dos programas de pós-graduação sobre o território de Manguinhos no período de 2004 a 2013. Os trabalhos foram identificados quanto aos orientadores e alunos com base nos títulos, resumos, descritores das pesquisas e de acordo com o currículo disponível na Plataforma *Lattes* do CNPq. Este se constituiu no primeiro movimento disparador em busca dos outros *actantes* que formariam a rede.

Entre as diferentes fontes de coleta de dados foram incluídas a base de dados do Diretório de Defesas em Saúde Pública da Biblioteca Virtual da Saúde com o descritor "Manguinhos" (676 trabalhos encontrados e 29 selecionados) e a base de dados das bibliotecas da Fiocruz, vinculadas ao Lilacs, utilizando-se descritores que articulavam o período de interesse, o nível de formação na pós-graduação *lato* e *stricto sensu* (residência, especialização, mestrado profissional, mestrado acadêmico e doutorado) e Fiocruz/Escola Nacional de Saúde Pública, tendo sido localizados 2.019 trabalhos, 27 dos quais correspondiam aos critérios de seleção do estudo: Manguinhos e território de Manguinhos. A terceira fonte de informações correspondeu às listas obtidas diretamente com as coordenações dos cursos de pós-graduação em Saúde Pública.

Foram entrevistados informantes-chave representantes do ensino de pós-graduação da ENSP/Fiocruz, selecionados segundo o período de implementação dos cursos vinculados ao Programa Teias-Escola Manguinhos.

A proposta de Territórios Integrados de Atenção à Saúde (Teias) Escola Manguinhos foi lançada em 2009 pelo Ministério da Saúde (MS), visando ao aperfeiçoamento institucional das formas de organização da atenção do Sistema Único de Saúde (SUS), em uma estratégia articulada ao Pacto pela Saúde de 2006 e ao Programa Mais Saúde: Direito de Todos, que ocorreu no período de 2008 a 2011, com o aprofundamento da regionalização solidária, cooperativa e de efetividade sistêmica e organizacional do SUS.

Seguindo as diretrizes do MS que norteiam a proposta de Teias, dos programas supracitados e das Redes Integradas de Atenção à Saúde (RIAS), em 2009 a Fiocruz assumiu o desafio da gestão do Teias-Escola Manguinhos, estabelecida como uma cooperação tripartite entre o governo federal, por meio da Escola Nacional de Saúde Pública Sergio Arouca (ENSP), e os governos estadual e municipal do Rio de Janeiro, cabendo à escola a gestão do programa realizado em um território integrado de saúde no bairro de Manguinhos como espaço de inovação das práticas de cuidado, ensino e pesquisa em saúde e melhoria da condição atual de saúde da população[16].

Foram escolhidos informantes-chave que desempenhavam um papel na gestão institucional do ensino, cursos com mais trabalhos voltados ao território e orientadores mais envolvidos com o território de Manguinhos, totalizando oito informantes: Coordenação do Curso de Especialização em Saúde Pública, Coordenação do Curso de Residência Multiprofissional, Vice-Direção de Ensino da ENSP/Fiocruz, Coordenação do Curso de Mestrado Profissional em Atenção Primária e Pesquisador/Docente da ENSP. Os eixos que orientaram o roteiro de entrevistas foram a trajetória acadêmica e profissional, a produção técnico-científica, a orientação, o envolvimento institucional, a participação em grupos de pesquisa e as atuações no território de Manguinhos. As entrevistas foram gravadas em áudio.

Ao tomar como referencial teórico a TAR, foram definidas as seguintes categorias de análise:

a. **Rede sociotécnica:** metaorganização composta por entidades humanas e não humanas que partilham uma situação, um problema, definidas por suas identidades, seus interesses, seus projetos e em ligação uns com os outros. Os atores são humanos e não humanos (saber – prática – tecnograma – sociograma)[10,17].

b. **Atores/atuantes:** como a palavra ator se limita a humanos, usa-se *actant* ou atuante, termo tomado à semiótica para incluir os não humanos na definição. Um atuante deixa traço e só assim pode ser seguido na rede. Os atuantes produzem efeitos na rede, a modificam e são modificados por ela, e são esses elementos que devem fazer parte de uma descrição que se propõe trabalhar com a TAR[9].

c. **Atores/interessados:** essa categoria busca expressar as lógicas do comportamento dos atores, cujas estratégias dependem de seus próprios interesses e recursos, assim como das estratégias e táticas adotadas por outros atores e do contexto. A lógica de ação é uma lógica de interesse: o ator busca maximizar seus ganhos e minimizar suas perdas ao preço do conflito e da negociação[10,17].

d. **Interações:** a emergência de uma rede requer que os atores em jogo façam alianças e conexões com outras redes e produzam fatos e inscrições, visando ao êxito de seu projeto. A categoria interações aponta as relações, conexões estabelecidas entre atores, instituições, atuantes estabelecidas na emergência e estabilização do fato em análise, incluindo a expansão da rede na medida da exploração dos mundos possíveis[10,17].

e. **Consequências:** as consequências expressam as mudanças no programa/intervenção decorrentes da emergência e do desenvolvimento dos fatos analisados[18].

Importa assinalar que os interesses dos atores e interações foram tratados como permeando e/ou materializando as pontes e possibilitando as consequências.

Após a transcrição do material em áudio, os dados foram analisados pela técnica de análise de conteúdo com a realização de leituras sucessivas, buscando identificar os temas previstos nas categorias inicialmente formuladas, bem como padrões emergentes, em um processo de codificação aberta[19]. Após a análise da qualidade do material e da ordenação dos dados, foram realizadas repetidas leituras do material, a classificação das informações, buscando compreender o material em sua integridade, e o agrupamento dos significados relevantes manifestos[20,21]. O passo seguinte correspondeu à leitura transversal, que permitiu aprimorar o processo classificatório, revelando as semelhanças e as diferenças entre os distintos subconjuntos constituídos. Por fim, a análise final do material procurou aprofundar as articulações estabelecidas entre os dados e os referenciais teóricos da pesquisa.

Os aspectos éticos do projeto dessa pesquisa foram apreciados e aprovados pelo Comitê de Ética em Pesquisa da Escola Nacional de Saúde Pública (CEP/ENSP/Fiocruz) com parecer de número 1978.1113.0.0000.5240. Esse projeto é complementar ao Projeto Avaliação da Rede Programa de Desenvolvimento e Inovação Tecnológica em Saúde Pública – Teias/Fiocruz, no período de 2010 a 2012. Os nomes são mantidos em sigilo, optando-se por códigos.

## OS ENCONTROS ENTRE ENSINO-SERVIÇO-TERRITÓRIO: RESULTADOS E CONTROVÉRSIAS

No período estudado, de 2004 a 2013, mudanças e novas configurações no contexto da escola estabeleceram diferentes relações entre cursos, docentes, pesquisadores, gestores e suas instituições, que interferiram diretamente na relação do ensino com o território. Ainda que a escola tenha um histórico de intervenções sobre aspectos das condições de saúde em Manguinhos, nesse período foi estabelecido um contrato formalizado entre a Secretaria Municipal de Saúde do Rio de Janeiro e a ENSP com o objetivo de ampliar a oferta da Atenção Básica em Saúde conforme os pressupostos do SUS em consonância com iniciativas em nível federal e no âmbito da própria Fiocruz, como programas delineados nacionalmente, como o Pacto pela Saúde (2006) e o Programa Mais Saúde (2008-2011)*.

## Perfil dos trabalhos de conclusão e trajetória dos pesquisadores-orientadores

Entre 2004 e 2013 foram localizados 49 trabalhos de conclusão de cursos de pós-graduação tendo por objeto o território de Manguinhos, constando 37 orientadores e 71 alunos. Todos os orientadores são vinculados à ENSP e estão associados a 129 linhas de pesquisa, conforme informações do Currículo *Lattes*.

A maior parte dos trabalhos é oriunda dos cursos de pós-graduação *stricto sensu* (88%), sendo metade deles do mestrado acadêmico em Saúde Pública (Tabela 8.1), o curso mais antigo da ENSP e que concentra todas as linhas de pesquisa. Além disso, a oferta de vagas no mestrado acadêmico é bem superior à observada em qualquer outra modalidade de formação na escola.

Desde 2004 observa-se um crescimento gradual na quantidade de trabalhos sobre o território de Manguinhos. Houve um aumento expressivo de trabalhos da pós-graduação no território a partir do Programa Teias-Escola Manguinhos, em 2009, indutor e catalisador de recursos para maior investimento no território e mais especificamente na Atenção Primária em Saúde, com ampliação da rede de atenção à saúde e das linhas de pesquisa voltadas para essa temática. A criação em 2011 do Mestrado Profissional em Atenção Básica e a reorientação do curso de especialização na modalidade de Residência em Saúde da Família, ambos formulados no escopo do Programa Teias-Escola Manguinhos**, podem explicar o aumento identificado no ano de 2013, propiciando a crescente produção teórica e metodológica no âmbito da pós-graduação.

---

*http://observasaude.fundap.sp.gov.br/BibliotecaPortal/Acervo/Monitoramento,%20Regula%-C3%A7%C3%A3o%20e%20Auditoria%20em%20Sa%C3%BAde/Artigos%20e%20Estudos/AvalA%-C3%A7PromSd.pdf
** É provável que tenham sido realizados trabalhos do curso de especialização no período de 2004 a 2006, mas não foi possível acessar os trabalhos de conclusão de curso (TCC) dessa modalidade de formação por problemas de armazenamento no período de 2004 a 2009, conforme relatado anteriormente.

**Tabela 8.1** Distribuição dos trabalhos dos programas de pós-graduação da ENSP/Fiocruz por curso e ano de conclusão no território de Manguinhos – Rio de Janeiro-RJ, 2004-2013

| Período/Curso | 2004 | 2005 | 2006 | 2007 | 2008 | 2009 | 2010 | 2011 | 2012 | 2013 | Total |
|---|---|---|---|---|---|---|---|---|---|---|---|
| Especialização | 0 | 0 | 0 | 0 | 0 | 0 | 0 | 0 | 0 | 0 | 0 |
| Residência | 0 | 0 | 0 | 2 | 1 | 2 | 1 | 1 | 3 | 0 | 10 |
| Mestrado profissional | 0 | 0 | 0 | 0 | 0 | 0 | 0 | 0 | 0 | 9 | 9 |
| Mestrado acadêmico | 2 | 2 | 3 | 1 | 1 | 2 | 2 | 5 | 3 | 3 | 24 |
| Doutorado | 0 | 1 | 0 | 0 | 2 | 2 | 1 | 0 | 0 | 0 | 6 |
| Total | 2 | 3 | 3 | 3 | 4 | 6 | 4 | 6 | 6 | 12 | 49 |

Quanto aos temas dos trabalhos, verificou-se a seguinte distribuição: Atenção Primária em Saúde e Programa de Distribuição de Renda/Bolsa Família: nove trabalhos cada um; Tuberculose: seis trabalhos; Recursos Humanos em Saúde e Processo de Trabalho em Saúde: cinco trabalhos cada um; Cuidado em Saúde, Vigilância Alimentar e Nutricional, Juventude, Saúde da Mulher e Saúde do Idoso: três trabalhos cada um.

Os orientadores com número maior de orientações e seus grupos/linhas de pesquisa estão predominantemente vinculados às temáticas que demonstram tradição de atuação e construção de conhecimento no âmbito da Fiocruz: (1) educação e saúde (educação para saúde, relação entre ambiente escolar e saúde, formação de currículo, formação para saúde); (2) desigualdades sociais (exclusão social, cidade e qualidade de vida, cidadania, participação social); (3) avaliação (avaliação de sistemas, políticas e programas de saúde). As trajetórias acadêmicas e a produção técnico-científica sobre Manguinhos indicam que os pesquisadores que mais orientam estão inseridos nessas linhas de pesquisa com grande interface com problemáticas que envolvem territórios vulneráveis. Os projetos e os grupos de pesquisa a que estão vinculados mantêm estreita interface com a proposta do Programa PDTSP-Teias e Teias-Escola Manguinhos.

O perfil de atuação e produção do conhecimento dos pesquisadores também está frequentemente associado aos vínculos com os tipos de cursos. Basicamente, quem publica em maior quantidade e para uma audiência maior está vinculado aos cursos *stricto sensu*, ao passo que os pesquisadores mais dedicados à sala de aula e ao acompanhamento dos alunos em campo do que à publicação científica estão no *lato sensu*.

## Caracterização dos cursos e as aproximações ao território

Os cursos da modalidade *stricto sensu*, que abarca quatro programas de pós-graduação de mestrado e doutorado acadêmico (Saúde Pública, Saúde

Pública e Meio Ambiente, Epidemiologia em Saúde Pública e Bioética, Ética Aplicada e Saúde Coletiva), bem como abriga o mestrado profissional em Atenção Primária em Saúde, podem ser caracterizados como uma modalidade complexa e diversa no que diz respeito às formas de articulação com o território. O mestrado profissional é considerado o único curso *stricto sensu* que tem como propósito uma formação exclusivamente voltada para uma atuação que visa ao aperfeiçoamento dos serviços de saúde – o que implica maior articulação com o território. Os demais cursos ofertam uma formação acadêmica ampla, conforme o enfoque de cada programa, e as temáticas de pesquisa que envolvem o território estão mais vinculadas ao interesse do aluno e do orientador, às necessidades dos grupos e às linhas de pesquisa do que propriamente a uma orientação do curso, diferentemente do que acontece com os cursos *lato sensu*, que se voltam para o território.

No âmbito dos cursos *lato sensu*, o modelo de formação da Residência Multiprofissional e da Especialização em Saúde Pública/Teias possibilita maior inserção de docentes e alunos no território, como o mestrado profissional em atenção básica da modalidade *stricto sensu*. Apesar da proximidade, observa-se a dificuldade de alguns docentes/orientadores tomarem como objetos de investigação as práticas do serviço. Esse objeto orienta para um tipo de pesquisa operacional, bem como para uma produção acadêmica que subsidie a gestão do serviço.

Outra característica salientada no processo de formação dos cursos *lato sensu*, em especial do Curso de Residência Multiprofissional, foi a *produção coletiva do conhecimento* em oposição à produção individual, mais comum na modalidade *stricto sensu*. Nas palavras de um interlocutor, "considerar importante o senso comum do morador" (F.) como alguém que detém um conhecimento importante sobre o local e considerar que qualquer pesquisa deve dialogar com os saberes e práticas de moradores, pesquisadores e profissionais de saúde. Essa perspectiva se sustenta no intuito de formar um sanitarista e profissional humanizado e sensível à escuta das demandas e necessidades da população, visando à melhoria dos serviços e da qualidade de vida:

> *O que a gente trabalha com eles é exatamente isso. A gente vai dizer que tanto o usuário tem o conhecimento daquele território quanto o profissional. Ninguém é dono desse saber, que precisa dialogar para você poder construir, né? O profissional chega nos lares, naquele território, com o conhecimento científico, mas quem tem o conhecimento daquela vivência, quem sabe dos problemas, como é que existe uma dinâmica no território, é o morador; sem dúvida é o morador. Então eles entram com esse respeito. (F.)*

Além disso, ingressam nesses cursos trabalhadores de saúde de diferentes categorias profissionais, favorecendo uma formação multiprofissional e interdisciplinar:

> *A gente então fez a Residência. O currículo foi construído a partir das necessidades reais de quem estava ali vivenciando (...). Hoje o currículo não é uma lógica disciplinar, é uma lógica por áreas de competência. Então eles são formados para o cuidado individual, familiar e coletivo; então, uma grande competência é do cuidado. (F.)*

Quanto ao mestrado acadêmico e ao doutorado nos quatro programas de pós-graduação da ENSP, a aproximação com o território está vinculada aos interesses e ao envolvimento dos grupos e/ou projetos de pesquisadores e nem sempre visam ao enfrentamento de problemas relevantes da gestão ou do território. Por outro lado, as produções nos cursos *lato sensu* são feitas a partir de demandas da equipe, de um problema local, territorial (A.), o que facilita seu impacto na incorporação dos resultados na assistência.

O discurso que evidencia o desgaste dos moradores de Manguinhos com relação às pesquisas realizadas no Território é recorrente em virtude do excesso de coleta de dados sem que a população identifique contribuições da instituição na melhoria da qualidade de vida, ainda que seja unânime a afirmação de que os moradores e os usuários dos serviços são colaboradores tanto nos processos de formação e pesquisa dos cursos como na participação nas pesquisas de campo.

O estreitamento da relação ensino-serviço-pesquisa em saúde necessita de maiores aproximação e reconhecimento dos lugares ocupados pelos usuários de saúde, profissionais, pesquisadores e docentes. A produção do saber científico mais vinculado às necessidades reais e a produção de respostas pelos e para os sujeitos sociais exigem um deslocamento de visão, de posição, de sentido. Sem essa aproximação, sem a noção das "barreiras simbólicas" existentes, sem a vivência do "choque de significação de processos", como diz um dos docentes, dificilmente será encarada a lacuna entre a produção e a utilização da evidência científica, o que nos leva a questionar como o conhecimento científico pode influenciar políticas e intervenções no setor saúde.

Apesar das interações existentes entre ENSP e o território de Manguinhos, a mobilização de conhecimentos deve ser um processo dinâmico, iterativo e participativo, envolvendo ativamente pesquisadores, docentes e moradores do território. Essa ponte deve ser construída para romper o distanciamento estabelecido por visões cristalizadas de que a comunidade é o local da carência, da falta, da escassez, para que seja possível acessar os invisíveis. Portanto, faz-se necessário repensar a orientação de alguns pesquisadores, pois, na visão de um dos docentes:

> *eles chegam querendo saber só das necessidades. E há dez anos que eu venho dizendo: meu amigo, não me fale de necessidades se você não falar de potencialidades [...] porque chega com o olhar enviesado da miséria [...]. Ainda temos pesquisadores que vivem da miséria. (A.)*

A escola tem tradição e é reconhecida nacional e internacionalmente pelos cursos de *lato sensu*, tanto os presenciais como à distância. Nessa discussão é importante identificar a diferença na demanda e na organização da oferta dos cursos de *lato* e *stricto sensu*, considerando a necessidade de conciliação de experiência profissional, conhecimento especializado e habilidade para a condução de cursos dessa natureza. O que parece faltar é uma discussão mais aprofundada sobre as prioridades estratégicas para a formação de recursos humanos para o SUS condizente com a capacidade da escola e as tensões que permeiam a formação, no âmbito da Fiocruz, para a garantia da qualidade dos cursos:

> *Talvez ela não seja reconhecida aqui dentro da própria escola. Assim... mas hoje eu percebo que tem até um pouco mais de reconhecimento [...]. Quando eu assumi, assim um pouco na passagem, tinha muito esse discurso, acho que ainda tem e tá bem presente que o lato sensu em geral não é importante, que o mais importante é o stricto, que não tem muito apoio, né? [...] O nosso curso especificamente tem o apoio da direção: tudo que a gente pede, vem. Os alunos que saem dele são bons alunos que vão para o mestrado, ou vão para a gestão, ou para o Ministério, para a Secretaria. Enfim, então tenho um olhar positivo em relação ao curso, tanto da gestão quanto por conta dos professores que colaboraram em dar aula. (V.)*

A análise da rede sociotécnica do ensino da ENSP revela, como apontado por Hartz et al[8] e Potvin et al[13], uma parte substancial da natureza dinâmica e social presente nos programas de formação em saúde pública em termos de sua capacidade de adaptação, inovação e proposta de ação para a solução de problemas locais. No entanto, após a reconfiguração da rede em sua relação com o território de Manguinhos, uma das evidências encontradas foi a necessidade de atravessar o abismo ruidoso que se estabeleceu entre os modelos de ensino em saúde do *stricto sensu* e do *lato sensu* dentro da instituição, bem como entre ensino e pesquisa e a baixa capacidade de comunicação dos produtos e inovações deles advindas.

Uma forma de criar aproximações em uma perspectiva teórico-metodológica consiste em pensar o território explorando-o como contexto, em uma proposta metodológica com base em uma vertente construtivista.

A concepção é a de que

> *o contexto imprime tanto limites como possibilidades para o desenvolvimento da política [...], e a natureza das instituições no contexto vai explicar muito daqueles seus resultados. Você não pode purificar os resultados desse contexto. (S.)*

No contexto do Programa Teias-Escola Manguinhos, algumas iniciativas de ensino e gestão foram implantadas e consideradas inovadoras no campo da saúde, as quais podem ser transportadas para realidades diversas do país e se traduzem na consolidação de uma rede articulada de interesses e interações que produziram consequências diretas para o SUS.

> *Então isso é estudo, se dialoga com a literatura, com a sociedade. A gente olhou aqui que tinha população de rua que não era coberta pela Saúde da Família. Criamos uma equipe consultório na rua, que é uma inovação, né, na gestão que não existia ainda. Fomos a São Paulo, fomos a Brasília. O Ministério ainda não tinha lançado consultório na rua. (C.)*

## A PRODUÇÃO ACADÊMICA E SUAS CONTROVÉRSIAS NA RELAÇÃO COM ENSINO E SERVIÇO

Um dos componentes do Teias era a pesquisa aplicada ao território, que veio a se constituir na rede do Programa de Desenvolvimento e Inovação Tecnológica em Saúde Pública (Rede PDTSP-Teias) em 2010. Nesse período de iniciativas institucionais de aproximação da ENSP com o território realizou-se um amplo mapeamento dos projetos de pesquisa e iniciativas de ensino vinculados ao Teias. Foram localizadas 56 iniciativas, porém o envolvimento dos pesquisadores com a Rede PDTSP-Teias se deu de maneira não planejada, com maior participação daqueles que já demonstravam alguma proximidade com o território.

Um dos pontos que causam tensionamento na relação entre os docentes da instituição, a percepção do maior *status* dos docentes e pesquisadores vinculados ao *stricto sensu* em relação aos que estão no *lato sensu*, é atribuído tanto ao modelo de gestão de ensino e pesquisa da ENSP como aos padrões de avaliação de produtividade da CAPES, que implicam mais financiamentos e incentivos. O processo de indução de maior produção acadêmica vinculada à lógica do produtivismo acadêmico tem gerado distorções e distanciamentos para a construção de uma ciência mais comprometida com a ética e a política.

Muitos pesquisadores que estudam temáticas que impactam o território com base em informações secundárias não conhecem de fato o território e essas informações não condizem com a realidade do serviço, mas são aceitas nas publicações indexadas. Então, cria-se um paradoxo, uma controvérsia que afasta a pesquisa do serviço (SUS), segundo a fala de um dos entrevistados (transcrita a seguir). Por outro lado, os temas dos trabalhos produzidos na residência não interessam às revistas que pontuam para o programa, ou ainda, os professores associados à residência não têm desenvolvido linhas de pesquisa para além da orientação dos trabalhos de conclusão dos alunos.

> *Então é assim (...) Todo ano nós fazemos pelo menos cinco trabalhos pequenos (TCC), mas bons, sobre a atenção do PSF aqui em todo o Rio de Janeiro, seja em Manguinhos, seja no Alemão, mas isso não é publicável numa revista boa, porque se refere ao SUS, se refere a uma particularidade (...) É claro que esse tipo de trabalho é melhor encaminhado para revistas do próprio Ministério da Saúde, que tem uma qualificação menor. E aí como para os doutores aqui, os colegas, do sensu stricto, eles têm que ter bolsa da CAPES-CNPq... E a regra é a pontuação por publicações. (...) Você só pode entrar nos programas se você for ranqueado (...) os que publicam muito e os que publicam em inglês (...). Mas no geral é assim. (A.)*

Independentemente da modalidade de formação da pós-graduação, parece ser consenso a necessidade de travar estratégias bem estruturadas de comunicação dos processos e produtos de pesquisa-ensino-serviço. O que se produz deve ter repercussão, interferir, mudar situações insatisfatórias. Nesse sentido, a comunicação é tida como ferramenta fundamental para a construção de pontes, elos, conexões na produção de sentido entre os atores envolvidos. Para alguns:

> *A pesquisa nunca deveria estar dissociada da comunicação social e da gerência de serviços, porque eu conheço poucas pesquisas que interferiram, tá? [...] o maior contato da Fiocruz com a sociedade não é pesquisa, não é resultado de pesquisa, não é intervenção, é comunicação social. (A.)*

O desafio do trabalho em redes esbarra, ainda, na questão da autonomia dos pesquisadores. O trabalho em rede requer mediação e comunicação permanentes dos atores envolvidos de maneira horizontal, bem como o fortalecimento das relações formais e informais no processo de formação da pós-graduação e dos grupos de pesquisa. Como refere um entrevistado, para muitos é difícil desapegar, sair um pouco da zona de conforto, visto que:

> *A gente trabalha com quem a gente gosta e no que a gente gosta. Isso é que tem que preservar, mas ela tem que ser uma autonomia relativa... é necessário [...] valorizar de alguma maneira algum tipo de interlocução [...] Eu acho que isso talvez não parta dos grupos de pesquisa, isso tem que partir realmente (...) de rede, de uma política institucional, que crie talvez um observatório sobre ou crie melhores lugares de circulação, em que saia um pouco dessa lógica mais competitiva. (R.)*

Na medida em que os docentes não conseguem trocar experiências e menos ainda publicarem juntos seus trabalhos, e que alguns se considerem mais conhecedores do que outros sobre o território ou terem maior bagagem intelectual em razão do número maior de publicações em revistas indexadas (exigência do modelo institucional), isso se reflete na promoção de pouca ou nenhuma mudança nos contextos estudados, com pouca utilização de seus processos e resultados pelos vários usuários possíveis, como outros pesquisadores/gestores, profissionais e a população[22].

## CONSIDERAÇÕES FINAIS

Na configuração da rede sociotécnica do ensino na ENSP relacionada ao território de Manguinhos, percebem-se as interações e os interesses na mobilização de saberes e práticas produzidos no âmbito da formação de pós-graduação da escola. As produções que sustentam a teia da rede, tanto dos discentes como dos docentes/pesquisadores/orientadores, apontam potencialidades e nós que propiciam ações na produção de serviços, projetos de pesquisa, trabalhos de conclusão, dissertações e teses, ainda que em meio a consensos e conflitos.

As subjetivações produzidas por esse modelo ainda desconectado – não obstante os esforços identificados – mostram a produção de uma forte e inadequada hierarquização do saber, prejudicando as metas estabelecidas pela escola, quais sejam: contribuir com a melhoria das políticas e práticas de saúde na medida em que os trabalhos produzidos nessa instituição alimentam as propostas do SUS. Para Santos[23], a subjetividade surge como mediadora entre conhecimentos e práticas que possibilita a formulação de questões onde formas alternativas de conhecimento geram práticas sociais alternativas. Entende-se que essa mediação pode favorecer a comunicação para o rompimento de um modelo fragmentado e desconectado. Como ressaltado por Lane e Rogers[6], a utilização do conhecimento científico pela sociedade de modo geral é um processo de comunicação social de elevada complexidade, e os fatores que facilitam e/ou dificultam o uso dos resultados da investigação por aqueles que poderiam dela se beneficiar ainda constituem um componente crítico. Mais do que a divulgação dos resultados nos meios formais de comunicação, a mobilização de conhecimento deve ser compreendida como um processo interativo e dialógico que exige a participação ativa dos utilizadores.

Na fronteira entre os conhecimentos e as práticas no âmbito do encontro da ENSP/Fiocruz com o território de Manguinhos, surge a possibilidade de estabelecer conexões entre os coletivos e as formas de transladar conhecimento. Foi importante verificar que seguir os outros *actantes* nos fez olhar não para ilhas com seus limites, mas para fronteiras e suas condições de permeabilidade passíveis de mostrar conexões e desconexões naquilo que se busca.

Outras configurações dos atuantes coordenadores e orientadores em suas metodologias podem também mobilizar as redes para possibilitar maior aproximação com o território na produção e translação do conhecimento. Pode-se sugerir maior importância para o papel da pesquisa intervencional, atentando para a controvérsia relacionada à necessidade dos pesquisadores/docentes credenciados manterem seu volume de publicações científicas. Sabe-se que é baixo o potencial de publicação de estudos voltados para temas/objetos locais nos periódicos mais desejados. Uma possibilidade para enfrentar este desafio poderia ser a realização de pesquisas em rede com outros grupos de pesquisadores interessados em temas/problemas semelhantes, ampliando, assim, o potencial de generalização de seus resultados. Ademais, esse processo de construção de conhecimento em rede poderá favorecer a elaboração de produtos/inovações que respondam às necessidades das políticas públicas no geral e de serviços e procedimentos de saúde no particular, conectados com demandas tanto do território como de outras regiões do município, estado ou país.

## Agradecimentos

Agradecemos o apoio financeiro do Programa de Apoio à Pesquisa, Desenvolvimento e Inovação em Saúde Pública da ENSP (INOVA ENSP 2013) e a todos os profissionais envolvidos com o Programa Teias-Manguinhos que contribuíram para essa pesquisa e o ensino de pós-graduação da ENSP/Fiocruz.

## Referências

1. Almeida C, Báscolo E. Use of research results in policy decision-making, formulation, and implementation: a review of the literature. Cad Saúde Pública. 2006; 22(Supl):S7-S33.

2. Hanney SR, Gonzalez-Block MA, Buxton MJ, Kogan M. The utilization of health research in policy-making: concepts, examples and methods of assessment. Health Res Policy Syst. 2003; 1:1-28.

3. Hanney S, Grant J, Wooding S, Buxton M. Proposed methods for reviewing the outcomes of research: the impact of funding by the UK's 'Arthritis Research Campaign. Health Res Policy Syst. 2004; 2:1-11.

4. Hanney S, Buxton M, Green C, Coulson D, Raftery J. An assessment of the impact of the NHS Health Technology Assessment Programme. Health Technol Assess. 2007; 11(53):1-200.

5. Grant J, Brutscher P-B, Kirk SE, Butler L, Swooding S. Capturing Research Impacts. A Review of International Practice. Santa Monica (CA): RAND Europe, 2010: 1-78. Disponível em: http://www.Rand.Org/Pubs/Documented_Briefings/2010/RAND_DB578.pdf.

6. Lane JP, Rogers JD. Engaging national organizations for knowledge translation: Comparative case studies in knowledge value mapping. Implement Sci. 2011; 6:106-19.

7. Innvær S, Vist G, Trommald M, Oxman A. Health policymakers' perception of their use of evidence: a systematic review. J Health Serv Res Policy. 2002; 7(4):239-44.

8. Hartz ZMA, Denis JL, Moreira E, Matida A. From knowledge to action: challenges and opportunities for increasing the use of evaluation in health promotion policies and practices. In: McQueen D, Potvin L (Eds). Health Promotion Evaluation Practices in the Americas: Values and Research. New York: Springer, 2008: 101-20.

9. Latour B. A Esperança de Pandora. São Paulo: Edusc, 2001.

10. Latour B. Reassembling the social: an introduction to Actor-Network-Theory. UK: Oxford University Press, 2005.

11. Figueiró AC, Hartz Z, Samico I, Cesse EAP. Usos e influência da avaliação em saúde em dois estudos sobre o Programa Nacional de Controle da Dengue. Cad Saúde Pública. 2012; 28(11):2095-105.

12. Bilodeau A, Bouteiller D, Filion G, Perreault M, Labrie L. La pérennisation des programmes de promotion de la santé en entreprise est-elle possible? Le cas de quatre entreprises privées québécoises de travailleurs cols bleus. Can J Public Health. 2005; 96:114-20.

13. Potvin L, Gendron S, Bilodeau A. Três posturas ontológicas concernentes à natureza dos programas de saúde: implicações para a avaliação. In: Bosi MLM, Mercado FJ. Avaliação qualitativa de programas de saúde. Enfoques emergentes. Petrópolis: Vozes Editorial, 2006.

14. Yin RK. Estudo de caso: planejamento e métodos. 3. ed. Porto Alegre: Bookman, 2005.

15. Haraway D. Saberes localizados: a questão da ciência para o feminismo e o privilégio da perspectiva parcial. Cadernos Pagu. 1995; 5:7-41.

16. Figueiró AC, Santos MA, Kabad J, Cruz MM, Hartz Z. Avaliação da Rede Programa de Desenvolvimento e Inovação Tecnológica em Saúde Pública – Teias: inovação e produtos em questão. Saúde Debate. 2017; 41:290-301.

17. Law J. After Method: Mess in Social Science Research. New York: Taylor & Francis, 2004.

18. Figueiró AC, Oliveira SRA, Hartz Z et al. A tool for exploring the dynamics of innovative interventions: the critical event card. Int J Public Health. 2017; 62(2):177-86.

19. Bardin L. Análise de Conteúdo. São Paulo: Edições 70 Ltda, 2011: 279.

20. Minayo MCS. O desafio do conhecimento: pesquisa qualitativa em saúde. São Paulo: Hucitec, 2006.

21. Minayo MCS. Análise qualitativa: teoria, passos e fidedignidade. Ciên Saúde Colet. 2012; 17(3):621-6.

22. Morel CM. A pesquisa em saúde e os objetivos do milênio: desafios e oportunidades globais, soluções e políticas nacionais. Ciên Saúde Colet. 2004; 9(2):261-70.

23. Santos BS. A Crítica da Razão Indolente. Volume 1. Porto (PT): Edições Afrontamento, 2001.

# Índice Remissivo

**A**

ANPPS (Agenda Nacional de Prioridades e Pesquisa em Saúde), 133

ATS (Avaliação de Tecnologias em Saúde), 111

Avaliação de desempenho
- ações de controle da esquistossomose na atenção básica em município endêmico da zona da mata pernambucana, 57
- ações de prevenção e controle da tuberculose na atenção primária, 83
- intervenções em saúde, 3
-- considerações, 17
-- definições, 5
-- modelos, 5
--- espacial de critérios de efetividade para análise organizacional, 11
--- global e integrada do desempenho dos sistemas de saúde, 12
--- multidimensionais, 6
- vigilância epidemiológica, 24, 37

**B**

BSC (Balanced Score Card), 7

**C**

CENEPI (Centro Nacional de Epidemiologia), 22, 37

Centro de tecnologia de saúde para o SUS, 117

CIEVS (Centro de Informações Estratégicas de Vigilância em Saúde), 51

COAP (Contrato Organizativo da Ação Pública da Saúde), 4

**D**

DECIIS (Departamento do Complexo Industrial e Inovação em Saúde), 114

Desempenho
- intervenções em saúde, avaliação, 3
- vigilância epidemiológica em regional de saúde no estado de Pernambuco, 21, 37

Diretrizes clínicas, 131

DOTS (Directly Observed Treatment Short-Course), 84, 102, 133, 137

## E

EGPISS (Modelo de Avaliação Global e Integrado do Desempenho dos Sistemas de Saúde), 12, 87

Esquistossomose

- avaliação de desempenho das ações de controle na atenção básica em município endêmico da zona da mata pernambucana, 57
- integração das ações de controle, 57

Estratégias de implementação de diretrizes clínicas no Sistema Único de Saúde, 131

- caminho percorrido, 133
- usos e influências, 135

## F

Fiocruz (Fundação Oswaldo Cruz), 132

## G

GAL (Gerenciador de Exames Laboratoriais), 101

GECIS (Grupo Executivo do Complexo Industrial de Saúde), 114

GRIS (Groupe de Recherche Interdisciplinaire en Santé, 3

## H

Hemorragia digestiva alta, 57

HIV/AIDS, 101

## I

ICIS (Instituto Canadense de Informação sobre Saúde), 6

ID-SUS (Índice de Desempenho do Sistema Único de Saúde), 9, 87

## L

LASER (Laboratório de Avaliações de Situações Endêmicas Regionais), 83

## M

Modelos multidimensionais de avaliação de desempenho, 6

- espacial de critérios de efetividade para análise organizacional, 11
- global e integrado do desempenho dos sistemas de saúde, 12

## N

NATS (Núcleo de Avaliação de Tecnologias em Saúde), 120

NIT (Núcleo de Inovação Tecnológica), 114

NOAS (Norma Operacional de Assistência à Saúde), 21

NOB (Normas Operacionais Básicas), 21

## O

OCDE (Organização para Cooperação e Desenvolvimento Econômico), 6, 8

OMS (Organização Mundial da Saúde), 3, 8

OPAS (Organização Pan-Americana da Saúde), 8

## P

PACS (Programa de Agentes Comunitários de Saúde), 84, 133

PATH (Performance Assessment Tools for Quality Improvement in Hospitals, 3

PECE (Programa Especial de Controle de Esquistossomose), 58

PMAQ-AB (Programa Nacional de Melhoria do Acesso e da Qualidade da Atenção Básica), 4

PNCD (Programa Nacional de Controle da Dengue), 75

PNCT (Programa Nacional de Controle de Tuberculose), 84, 90, 102

PNCTIS (Política Nacional de Ciência, Tecnologia e Inovação em Saúde), 133

PNGTS (Política Nacional de Gestão de Tecnologia em Saúde), 113

POP (Procedimentos Operacionais Padrões), 104

PPSUS (Programa de Pesquisa para o SUS), 114

PQA-VS (Programa de Qualificação das Ações de Vigilância em Saúde), 4

PROADESS (Programa para Avaliação do Desempenho do Sistema de Saúde do Brasil), 4, 9, 87

Programa Teias-Escola Manguinhos, avaliação da produção de conhecimento na pós-graduação da ENSP/Fiocruz, 149

## R
REBRATS (Rede Brasileira de ATS), 117

## S
SAS/MS (Secretaria de Atenção à Saúde do Ministério da Saúde), 132

SIM (Sistema de Informação sobre Mortalidade), 41

SNVS (Sistema Nacional de Vigilância em Saúde), 37

SUCAM (Superintendência de Campanha de Saúde Pública), 58

SUS (Sistema Único de Saúde), 37, 87
- avaliação dos usos e influências de estratégias de implementação de diretrizes clínicas, 131

## T
TAR (Teoria do Ator-Rede), 150

Tecnologias em saúde: avaliação das iniciativas adotadas no Sistema Único de Saúde de São Paulo, 111
- considerações, 126
- métodos, 116
- rede paulista de ATS, 120
- resultados, 116

Tuberculose no Brasil, 84
- avaliação de desempenho das ações de prevenção e controle na Atenção Primária, 83

## U
UBS (Unidades Básicas de Saúde), 76, 90

## V
Vigilância epidemiológica no Brasil, 22, 37